Alimentación Compulsiva

La Guía Definitiva para Poner Fin a la Alimentación Emocional y la Adicción a la Comida, con Consejos para la Rehabilitación de Trastornos y una Alimentación Consciente

Tabla de Contenidos

Introducción

Todos estamos de acuerdo en que la comida es fuente de vida. También es una expresión de sentimientos, como el amor y la alegría. En casi todas las culturas, la hospitalidad se expresa dando de comer a las personas. Ninguna celebración o momento de duelo está completo sin comida.

El uso de la comida por razones distintas al mero sustento es normal y común. Sin embargo, se convierte en un motivo de preocupación cuando los sentimientos se vinculan estrechamente con la comida y los dos se funden en uno. Todo esto comienza en la niñez. Cuando era bueno, le daban dulces; cuando era malo, no comía postre. Cuando se hacía daño, le ofrecían comida. Y así fue hasta que la comida se convirtió en algo más que nutrición. Se transformó en castigo, distracción, un acto de amor y una compañera.

Con el tiempo, la comida se ha convertido en la forma en que la mayoría de nosotros lidiamos con nuestras emociones. Se ha convertido en una forma de consuelo cuando nos sentimos desesperados e impotentes. En el momento en que la comida se convierte en un medio principal para lidiar con los problemas, dejamos de buscar y desarrollar nuevas formas de lidiar con situaciones estresantes. Y así, los kilos aumentan, lo que refuerza la falta de autocontrol. Este es el ciclo explicado brevemente:

1. Sentirse mal.

2. Sentir la necesidad de comer.

3. Comer en exceso.

4. Ganar peso.

5. Sufrir el arrepentimiento y el autodesprecio, lamentando la pérdida del último par de pantalones vaqueros en los que entraba.

A un amigo mío (llamémosle Sam) le sobraban 11 kilos. Un día, me contó sobre un episodio de atracones que atravesó después de una discusión con su esposa. Le pregunté por qué eligió la comida para lidiar con sus sentimientos y respondió: "No tenía otra opción". Hablamos un poco y juntos pensamos cinco cosas más que podría haber hecho en lugar de comer en exceso:

1. Meditar.

2. Dar un paseo.

3. Darse una ducha.

4. Jugar a un videojuego.

5. Quedar con un amigo.

Sam estuvo de acuerdo en que podría haber hecho cualquier otra cosa para dejar de pensar en la comida y procesar adecuadamente sus sentimientos sobre la discusión. Quizás entienda lo que es estar en el lugar de Sam. Llegan los momentos estresantes y parece que no hay nada más que hacer que comer. En esta situación, cede a ese impulso porque le abruma la impotencia. A medida que la comida le atrae, se siente incapaz de lidiar con los problemas que le superan. Entonces, se siente impotente. Pues bien, aquí van las buenas noticias:

1. Usted tiene poder.

2.Usted no está solo.

3. Hay una salida.

Quiere recuperar el control de su vida. Quiere recuperar su poder y eso le honra. Ha dado un primer paso importante al leer este libro. Es una señal de que ya no está dispuesto a dejar que esos antojos gobiernen su vida.

Puede dejar de comer en exceso y, a través de las páginas de este libro, le llevaré de la mano y le mostraré cómo recuperar su poder. Puede parecer abrumador en este momento. Es posible que sienta que no tiene la capacidad para afrontar situaciones estresantes y ni siquiera pensar en la comida. Sin embargo, puede. A medida que avance en la lectura de este libro, aprenderá a dar a la cabeza el control de su estómago.

Con este libro, aprenderá a encontrar el espacio entre la angustia emocional y la necesidad de comer. También aprenderá a explorar sus pensamientos y a sentirse cómodo con ellos, incluso cuando no todo sea de color de rosa.

Al final de este libro, finalmente verá a su verdadero yo y un camino claro para hacer realidad esa versión de usted mismo. A medida que actúe siguiendo cada valiosísimo consejo de este libro, gradualmente se convertirá en la mejor y más elevada versión de usted mismo.

Estará tan entusiasmado esculpiendo la vida que desea, que sus días de darse atracones serán como un recuerdo o un sueño lejano. Pronto, habrá recuperado el dominio de usted mismo.

Puede que a simple vista parezca fácil, pero debo advertirle de que requerirá un poco de esfuerzo y tiempo. La buena noticia es que este es el primer día del resto de su vida. Es un honor y un privilegio ser parte de su transformación.

Usted puede. Ahora superemos esto. Juntos.

Capítulo Uno: Introducción a la Alimentación Compulsiva

Hace tiempo, la palabra "atracón" significaba beber de forma excesiva. Ahora, sin embargo, significa comer en exceso. Para algunas personas, los atracones son una actividad inofensiva, como un mero exceso o un lapsus en la dieta. Para otros, significa una pérdida total o parcial de control sobre las ganas de comer. Este problema afecta a un porcentaje significativo de la población mundial, y no solo a los occidentales. Sin embargo, a pesar de ser un suceso tan común, muchas personas tienen poco o ningún conocimiento sobre el problema.

- ¿Cuánta comida se considera un atracón?
- ¿Son las purgas inevitables?
- ¿Es un problema para toda la vida?
- ¿Es indicio de un problema más grave?
- ¿Qué tipo de personas son propensas a los atracones?
- ¿Por qué la gente come en exceso?
- ¿Es normal comer en exceso?
- ¿Cómo se cuál es la diferencia?

- ¿Cómo se puede solucionar?

Para responder a estas preguntas, es necesaria una comprensión completa de lo que es y no es un atracón.

Los diccionarios definen la palabra "atracón" como comer en exceso o un exceso de indulgencia. Este exceso de indulgencia no es infrecuente, ya que tanto hombres como mujeres lo experimentan. Para algunas personas, ocurre de vez en cuando y no afecta a la calidad de sus vidas. Para otros, como Sam, es un problema real que afecta a muchas áreas de su vida. Para comprender la diferencia entre los atracones y la mera indulgencia ocasional, debe definir ambos comportamientos con precisión.

Reconociendo la importancia de esta aclaración, los científicos realizaron estudios sobre las experiencias de los comedores compulsivos. Si bien no hay dos experiencias personales iguales, los atracones tienen dos características principales:

- La cantidad de comida consumida es excesiva, aunque no lo parezca desde fuera.

- Los atracones tienen como característica una pérdida temporal de control.

¿Padece Usted de Trastorno por Atracón?

Aquí tiene un cuestionario sencillo que le ayudará a determinar si es un comedor compulsivo. Como descargo de responsabilidad, me gustaría decir que este es simplemente un método de elaboración de perfiles y no un sustituto de un diagnóstico profesional. Lo ideal sería responder a cada pregunta con sinceridad. Un simple "sí" o "no" servirá. Al final del cuestionario, le diré cómo funciona el sistema de puntuación. Aquí va:

1. Siempre determino mi autoestima de acuerdo a mi aspecto.

2. Cuando tengo un episodio de atracones, me siento como si estuviera atrapado en un trance o bajo algún tipo de compulsión mientras me llevo tanta comida como puedo a la boca.

3. Tengo una relación obsesiva con la comida, el peso y el conteo de calorías.

4. La mayoría de las veces, cuando me doy un atracón, es como consecuencia de una emoción negativa intensa como la soledad, la depresión, la ira, etc.

5. Me doy atracones más veces de las que me gustaría admitir. Soy culpable de comer cantidades ingentes de comida en poco tiempo.

6. Me siento asqueado conmigo mismo después de un atracón. Me abruman sentimientos de inutilidad y desesperanza.

7. Cuando empiezo a darme un atracón, siento que alguien está controlando mi cuerpo.

8. He empezado demasiadas dietas y las he seguido al pie de la letra para acabar estando igual.

9. Hago todo lo que puedo para asegurarme de que mis atracones permanezcan en secreto. No puedo permitir que la gente descubra esta parte de mí.

10. Es habitual que empiece y abandone las dietas varias veces en un período relativamente corto.

11. Sufro fluctuaciones de peso a menudo en unos pocos meses debido a mi falta de constancia en la dieta.

12. O dejo una dieta o la sigo a rajatabla.

13. Cada vez que descubro una nueva dieta, siento una sensación de control sobre mis antojos y empiezo a tener esperanzas de poder adelgazar.

14. Casi nunca me siento bien conmigo mismo física y psicológicamente.

15. Siempre llego a un punto en mis dietas en el que decido dejarlo porque las recompensas no se corresponden con mis esfuerzos.

16. No consigo estar sin deprimirme más de un día.

17. Busco aprobación constantemente.

18. Estoy seguro de que me sentiría más cómodo si estuviera más delgado. Sé que los demás me querrían más.

19. Soy extremadamente perfeccionista.

20. Siempre me siento bajo un intenso escrutinio por parte de los demás. Casi parece que están destinados a encontrar fallas en todo lo que hago.

Sistema de puntuación: Si una pregunta es cierta para usted, obtiene un punto. Repase todas las preguntas nuevamente si es necesario y calcule la cantidad de puntos. Si el resultado es de 13 o incluso 12 puntos, considérelo como que empiezan a saltar las alarmas de Trastorno por Atracón (TPA) en su comportamiento. No significa nada en concreto. Sin embargo, podría usted estar al borde del abismo del TPA. Preste más atención a sus hábitos alimenticios para que las cosas no se le vayan de las manos.

Si alcanza 15 puntos o más, es probable que sea un comedor compulsivo. No se preocupe. Está aquí, y solo eso ya es un buen comienzo. El objetivo de este cuestionario no es asustarlo. El primer paso para solucionar un problema es tomar conciencia de él. Afortunadamente, esto no es un virus.

Características de la Alimentación Compulsiva

1. Empezaremos por cómo se siente. Los primeros minutos de un atracón suelen ser placenteros, desde la textura hasta el sabor de la comida. Se siente invadido por una alegría intensa; sin embargo, este sentimiento no dura mucho. Poco después, desaparece y es reemplazado por sentimientos igualmente intensos de malestar a medida que continúa llenándose la boca de comida. Incluso puede sentir repulsión por sus acciones, pero continuará haciéndolo de todos modos.

2. Luego está la velocidad a la que come. Los comedores compulsivos lo hacen muy rápido. Es casi como una acción mecánica, llenarse la boca de comida a un ritmo poco saludable. Apenas lo mastican, e incluso pueden tomar grandes sorbos de agua u otra bebida para empujar. Por esta razón, se sienten llenos e hinchados. Además, beber muchos líquidos ayuda con la purga que probablemente se producirá después.

3. Se siente inquieto. ¿Merodea o camina sin cesar durante un atracón? ¿Se siente abrumado por sentimientos de desesperación? Todas estas son características de un atracón. Ese antojo que siente que le empuja a comer es la razón por la que los atracones también se denominan alimentación compulsiva. En ese breve momento, sus prioridades cambian y todo lo que puede pensar es en obtener comida. Algunas personas comen comida de la basura o comida que pertenece a otra persona, incluso son capaces de cometer hurtos y otros comportamientos degradantes.

4. Se siente atrapado en un trance. Cuando se da un atracón, experimenta un impulso incontrolable de seguir comiendo incluso cuando está lleno. Se siente como si estuviera en piloto automático y se observa a usted mismo comer sin poder hacer nada al respecto.

5. Lo mantiene en secreto. Los comedores compulsivos ocultan sus episodios debido a la vergüenza, y pueden llegar a hacerlo durante muchos años. Lo hacen comiendo normalmente en presencia de otras personas para luego comer en exceso tan pronto como están solos. Otra estrategia es la de ser engañoso. Un comedor compulsivo volverá por las sobras o llevará la comida a su habitación para comer en privado.

6. Experimenta sentimientos de impotencia. La falta de control que se produce durante un atracón es una de sus características fundamentales. Es lo que marca la línea entre los atracones y un simple exceso. Algunas personas pierden el control incluso antes de dar el primer bocado, mientras que otras lo pierden mientras comen. Entonces, de repente se dan cuenta de que está ocurriendo de nuevo.

Algunas personas que han estado comiendo compulsivamente durante años ya no experimentan esa pérdida de control. Afirman que desapareció con los años, probablemente porque la recurrencia les enseñó la naturaleza inevitable de sus atracones, por lo que, en lugar de luchar contra ellos, planean lo que es, para ellos, algo inevitable.

La planificación les da un poco de control sobre ciertos aspectos de la situación, como dónde y cuándo ocurrirá el atracón. Esta planificación les lleva a creer que tienen el control. Sin embargo, en el fondo, saben que, si realmente tuvieran el control, no estarían dándose atracones. Además, estas personas se siguen quejando de su incapacidad de detenerse una vez que comienzan una sesión de atracones. Ninguna interrupción podrá detenerlos, ya sea una llamada telefónica o alguien llamando a su puerta. El atracón continúa justo después de atender la distracción.

Cómo Ocurre el Atracón

Desde los tipos de alimentos que se consumen durante un atracón hasta la frecuencia con la que ocurren los episodios, entre otros factores, los atracones difieren de una persona a otra; por lo tanto, es difícil definir e incluso identificar un atracón estándar. Sin embargo, comprender estos factores es un excelente punto de partida. Analicemos cada uno.

1. La duración y frecuencia del atracón. Antes se solía considerar que sus atracones tenían que ocurrir hasta una vez a la semana para que le diagnosticaran el trastorno por atracón. Este criterio ha sido criticado a lo largo de los años porque significa que las personas con episodios menos frecuentes no están tan afectadas. Incluso el que come en exceso dos veces por semana podría necesitar ayuda.

Hoy en día, los médicos ignoran este tipo de umbrales cuando diagnostican a un paciente. Para ser diagnosticado con trastorno por atracón, sus atracones simplemente deben ser regulares e interferir con su calidad de vida o su salud física. La importancia de la frecuencia puede resultar confusa porque algunas personas se dan atracones muy de vez en cuando. ¿Significa esto que no deberían preocuparse? ¿Con qué frecuencia una persona necesita darse atracones para que se convierta en un problema? ¿El secreto radica en cuánto tiempo ha estado sucediendo y con qué frecuencia sucede? ¿O debería uno preocuparse solo cuando afecta a su calidad de vida?

Como mencioné anteriormente, los médicos prestan atención al deterioro del paciente, para evaluar la gravedad en la que el TPA ha afectado a su salud o a su calidad de vida. El tiempo transcurrido durante un episodio varía según varios factores, siendo uno de los factores importantes el hecho de que el consumidor tenga o no intenciones de purgarse después.

Una investigación realizada en la Universidad de Oxford reveló que las personas que comen compulsivamente y vomitan después, tienden a tener un episodio de una hora, mientras que otras que no vomitan tienen episodios más prolongados. ¿A qué se debe esto? El primero se siente presionado a terminar lo más rápido posible de vomitar y reducir así la cantidad de alimento que se absorbe.

2. Los tipos de alimentos consumidos durante un episodio. La elección de alimentos de un comedor compulsivo depende de dos factores:

- El tipo de comida, que puede variar desde dulce hasta saciante.

- Sus sentimientos sobre la comida.

Por lo general, sienten que la comida "engorda" o es "peligrosa". Los comedores compulsivos tienden a consumir alimentos que normalmente evitan. Sé de lo que hablo. Yo solía ser adicto al azúcar, así que cuando comencé mi abstinencia, descubrí que también era comedor compulsivo. Corría a los brazos azucarados de los dulces cada vez que tenía la oportunidad hasta que dejé el hábito de forma permanente.

Si ha investigado un poco, es posible que haya leído que los antojos de carbohidratos suelen acabar en atracones. Lo cierto es que la cantidad de carbohidratos en los atracones no es mayor que la que se pueda encontrar en las comidas normales. Si tiene TPA o conoce a un comedor compulsivo, sabrá que los atracones generalmente incluyen galletas, helados, pasteles, etc. En otras palabras, los atracones son dulces y ricos en grasas. Todo se reduce a la naturaleza prohibida de la comida.

3. La cantidad de comida consumida. El tamaño de un atracón varía mucho de unas personas a otras. Algunas personas consumen grandes cantidades de alimentos, entre 16.000 y 21.000 calorías por episodio. Otros no comen tanto. La cantidad más común de calorías consumidas por episodio varía de 1.500 a 2.000 calorías. Conozco a alguien que comía algo más de 2,000 calorías por episodio, que es aproximadamente el promedio de calorías que algunas mujeres necesitan consumir por día.

Una investigación llevada a cabo por un laboratorio estuvo de acuerdo con estas cifras cuando un grupo de personas se ofrecieron como voluntarios para estudiar sus atracones y registrar la cantidad exacta de calorías consumidas. Este estudio reveló que uno de cada cinco consumidores compulsivos consumía aproximadamente 5.000 calorías y uno de cada diez consumía más de 6.000 calorías.

Hay atracones grandes y pequeños, pero el diagnóstico depende de la perspectiva. Un atracón pequeño puede no cumplir con la definición amplia de un atracón típico debido a su tamaño; sin embargo, lo que lo convierte en un atracón es que el comedor compulsivo lo considera excesivo según sus estándares y tiene sentimientos generales de impotencia.

4. El coste de los alimentos consumidos. La cantidad que solía gastar en comida era el gasto más significativo de mi presupuesto cada mes y, a medida que pasaban los años, me endeudaba más. Los atracones son un mecanismo de compensación costoso y pueden provocarle dificultades financieras.

Desencadenantes de un Atracón

1. Hambre asociada con comer poco. Algunos comedores compulsivos, especialmente los anoréxicos o bulímicos, tienden a comer muy poco fuera de un episodio de atracones. Esta desnutrición genera muchos efectos desagradables, como es de esperar con el hambre extremo. Establecer límites estrictos de alimentación y comer cantidades mínimas de comida crea una creciente presión psicológica y fisiológica para comer, y una vez que se cede, es difícil detenerse.

2. Romper una regla de la dieta. Hay comedores compulsivos que también están a dieta, a veces muy estricta. Son meticulosos con sus hábitos de alimentación, como qué deben comer, cuándo, con qué frecuencia y cuánto. Romper incluso una de estas reglas puede desencadenar un episodio, lo que los deja destrozados por la culpa después.

3. Consumir alcohol. Algunas personas se sienten más propensas a darse atracones después de unas copas de alcohol. El alcohol reduce nuestras inhibiciones, lo que nos hace más propensos a ceder ante los deseos momentáneos y a violar las reglas dietéticas que establezcamos. Por ejemplo, un plan para comer un solo plato de ensalada será felizmente abandonado por una comida completa y un postre después de unas copas de alcohol. El alcohol puede hacer que subestimes lo mal que te sentirás si rompes tus reglas. Además, el alcohol tiende a provocar emociones que pueden desembocar en un episodio de atracones.

4. Emociones incómodas. A nadie le gusta sentirse mal, pero sentirse mal puede adquirir un significado completamente nuevo para las personas que ven la comida como un medio para sobrellevar una situación. Estas emociones pueden desencadenar un episodio de atracones, lo que lleva a sentimientos aún más desagradables. La depresión es un desencadenante particularmente potente. Otros son la desesperanza, el aburrimiento, la ira, el estrés, la ansiedad, la tensión, la soledad, etc.

5. Mala gestión del tiempo. La falta de orden durante el día deja a algunas personas vulnerables a los atracones, por eso suelo enfatizar en la importancia de una rutina. Esta falta de orden suele venir acompañada de sentimientos desagradables como estrés o aburrimiento, algunos de los desencadenantes emocionales que mencioné anteriormente.

6. Pasar tiempo a solas. La mayoría de los atracones se producen en secreto, por lo que estar solo le pone en riesgo de sucumbir a la tentación. Cuando está solo, no tiene que lidiar con las limitaciones sociales que rodean el mal hábito, por lo que es probable que sucumba, incluso más si se siente solo.

7. Sensación de sobrepeso. Esta es una experiencia reportada principalmente por mujeres. Los hombres también se sienten así, pero es muy poco común. Sin embargo, para ambos sexos, la frecuencia e intensidad de este sentimiento son más importantes para quienes padecen un trastorno alimentario. Para estas personas, sentir que tienen sobrepeso supone automáticamente tener sobrepeso, independientemente de su peso real. Este sentimiento puede desencadenar un episodio.

8. Un aumento de peso. Algunas personas reaccionan muy mal incluso ante el más mínimo aumento de peso. Ganar una cantidad de peso tan pequeña como medio kilo puede causar una reacción adversa. Si esta persona es propensa a los atracones, es posible que deje de intentar controlar sus hábitos de alimentación debido a sentimientos de desesperanza o se ponga a dieta, y hemos visto las muchas formas en las que esto podría salir mal. Debe comprender que el peso corporal nunca es constante durante el día y durante toda la semana debido a cambios temporales en la hidratación, no a la grasa.

Cómo acaba un Atracón

Los atracones diarios pueden provocar diferentes reacciones en diferentes personas. Algunas personas simplemente consideran el episodio como una mera indulgencia, mientras que otras se sienten abrumadas por la culpa, el arrepentimiento e incluso asqueadas por su comportamiento. Pueden compensar estos sentimientos haciendo ejercicio y quizás comiendo menos, pero ese suele ser el final del acto de autorrecriminación.

Después de un episodio generalmente vuelven los sentimientos positivos, gratificación instantánea y alivio de las emociones que desencadenaron el episodio. La ansiedad o la depresión parecen desaparecer, pero solo temporalmente porque los sentimientos no tan positivos no tardan en aparecer. La desesperanza se apodera de ellos porque se sienten impotentes ante la necesidad de comer. La ansiedad también es una secuela común debido al aumento de peso que probablemente resultará de su hábito.

Este malestar puede empeorar debido a los efectos físicos de los atracones, como cansancio, problemas estomacales, aumento de peso, etc. Algunas personas tienen tanto miedo de estos efectos que toman medidas extremas para compensar su mal comportamiento, que, por extraño que parezca, suele provocar más atracones.

Trastornos Alimenticios y Problemas de Alimentación

Un considerable porcentaje de las personas que se dan atracones no sufren de un trastorno alimentario porque sus atracones ocurren muy raramente, no les dañan físicamente de ninguna manera y no afectan a la calidad de sus vidas. Sin embargo, si perciben los atracones como un problema para ellos, entonces es precisamente eso: un problema. Otros comedores compulsivos tienen un trastorno alimentario porque afecta a su salud física y a su calidad de vida.

Hay tres trastornos alimentarios que experimentan los adolescentes y los adultos:

1. Bulimia nerviosa.

2. Anorexia nerviosa.

3. Trastorno por atracón.

Bulimia Nerviosa

También llamada bulimia, este es un trastorno alimentario importante y potencialmente letal. Una persona bulímica ingiere incontrolablemente grandes cantidades de comida y luego se purga para evitar ingerir más calorías de las que siente que necesita.

Para deshacerse de este exceso de calorías y evitar acumular grasa, las personas bulímicas se inclinan por el abuso de laxantes, los enemas, los vómitos autoinducidos, los suplementos para bajar de peso, etc. Otras formas a través de las cuales eliminan las calorías y previenen el aumento de peso son el ejercicio físico excesivo y la dieta estricta.

Signos de que Padece Bulimia Nerviosa

1. Está obsesionado con la forma y tamaño de su cuerpo.

2. Vive con un miedo permanente a ganar peso.

3. Tiene episodios de atracones recurrentes.

4. Se siente impotente durante un atracón, como si no pudiese controlarse.

5. Se obliga a purgarse después de un episodio significativo haciendo ejercicio en exceso o vomitando.

6. Hace uso de diuréticos, enemas o laxantes cuando no tiene necesidad de ellos.

7. Restringe su ingesta de calorías o no come tanto fuera de un atracón.

8. Depende excesivamente de suplementos dietéticos para bajar de peso.

Anorexia Nerviosa

Las personas que sufren de anorexia suelen tener un peso corporal peligrosamente bajo, una imagen corporal distorsionada y un miedo intenso a aumentar de peso. Los pacientes anoréxicos están obsesionados con controlar la forma y tamaño de su cuerpo, lo que los lleva a utilizar métodos extremos que impactan negativamente en su calidad de vida.

Para evitar el más mínimo aumento de peso o simplemente continuar perdiendo peso, las personas anoréxicas imponen severas restricciones a la cantidad de alimentos que comen. Utilizan varios métodos para controlar su ingesta de calorías, como abusar de laxantes, inducir el vómito, diuréticos, enemas o suplementos dietéticos. También son propensos a hacer ejercicio en exceso y, no importa cuánto peso pierdan, no se sienten satisfechos.

Este trastorno alimentario no se trata simplemente de comida. Es un mecanismo de defensa preocupante y que pone en peligro la vida de quien lo padece. Cuando se padece de anorexia, la autoestima es equivalente a la delgadez.

Los síntomas físicos de este trastorno son notablemente similares a los de la inanición.

A veces puede ser difícil identificar los síntomas porque el bajo peso corporal difiere entre las personas y algunas personas anoréxicas pueden no parecer extremadamente delgadas.

Signos de que tiene anorexia nerviosa

1. Tiene un recuento sanguíneo atípico.

2. No puede lograr los aumentos de peso esperados durante el desarrollo.

3. Sufre una pérdida de peso extrema para su tipo de cuerpo.

4. Se siente fatigado.

5. Sufre desmayos de vez en cuando.

6. Tiene apariencia delgada.

7. Sufre insomnio.

8. Sus dedos tienen un aspecto descolorido o azulado.

9. Su cabello es fino y con frecuencia se cae.

10. Tiene pelo suave y aterciopelado por todo el cuerpo.

11. Tiene menstruación irregular o ausente.

12. Sufre dolor abdominal y estreñimiento.

13. No puede tolerar el frío.

14. Tiene la presión arterial baja.

15. Su piel se ve seca o amarillenta.

16. Tiene arritmia (latidos cardíacos irregulares).

17. A menudo está deshidratado.

18. Tiene los dientes erosionados por provocar el vómito.

19. Tiene brazos y / o piernas hinchados.

Capítulo Dos: Los Nueve Mitos

Innumerables mitos rodean las situaciones y factores que fomentan la alimentación compulsiva y lo que significa un diagnóstico de TPA. Las únicas formas de disipar estos mitos son la aceptación y la comprensión por parte de la población, el tiempo y más estudios.

Mitos Populares sobre la Alimentación Compulsiva

Mito N°1: Todos los que comen en exceso sufren de obesidad. Este debe ser el mito más extendido sobre la alimentación compulsiva. La obesidad no es sinónimo de Trastorno Por Atracón. Algunas personas de talla grande son quisquillosas con la comida, mientras que algunas personas delgadas pierden el control en cuanto ven comida cerca.

Los atracones no siempre conducen a la obesidad, ya que la distribución y el almacenamiento de grasas son diferentes para cada persona. Es como suponer que todos los que usan gafas oscuras lo hacen porque son ciegos. Puede comer una hamburguesa, una bolsa de patatas fritas, pasta y helado, y no ganar un peso significativo. Sin embargo, otra persona puede comerse un trozo de pastel y aumentar 2 kilos. Los comedores compulsivos con peso normal también sufren los mismos sentimientos negativos que los comedores compulsivos obesos. El foco de atención debe estar en el trastorno, no necesariamente en el peso.

Mito Nº2: Los comedores compulsivos no poseen fuerza de voluntad. La fuerza de voluntad no sirve de gran cosa cuando se trata del TPA. No es tan fácil como cree. Como con todos los malos hábitos, su fuerza de voluntad se ve superada. Piense en el TPA como una competición de lucha libre en la que su plato siempre emerge como el campeón invicto. El ciclo atracones-dieta es increíblemente difícil de romper.

Los atracones son un hábito arraigado. La persona que come en exceso recurre a la comida para calmar sus emociones incómodas o superar un día estresante, incluso cuando sabe que le trae problemas. Nuevamente, si es usted un comedor compulsivo, nada de esto es su culpa. En última instancia, se reduce a la relación que la sociedad tiene con la comida y cómo esto le afectó a medida que crecía. Los comedores compulsivos pueden tener una fuerza de voluntad considerable, pero también necesitan técnicas, sistemas de apoyo y herramientas para deshacerse de este mal hábito.

Mito Nº3: El TPA no es algo real. ¿Cómo se ríe uno en papel? ¿Jajaja? Porque este mito es divertido, sinceramente. Si eso es cierto, podría usted tirar este libro a la basura ahora mismo. Antes de que el trastorno por atracón fuera reconocido de forma oficial, muchos no podían entender cómo encajaba en el grupo de los trastornos alimentarios. Por lo tanto, los médicos y los profesionales tuvieron que definir los atracones, la alimentación emocional y la alimentación compulsiva como TCANE, que significa Trastorno de la Conducta Alimentaria No Especificado. Gracias a Dios, hemos avanzado mucho desde entonces.

Todo cambió en 2013, cuando el Manual Diagnóstico y Estadístico de los Trastornos Mentales, quinta edición (MDE V), clasificó los atracones como un trastorno alimentario por primera vez. Así comenzó la desestigmatización de las personas que estaban lidiando con el TPA. Hoy en día, TCANE se llama OSFED (otro trastorno alimentario y de la ingestión de alimentos especificado).

Mito N°4: Todo lo que necesita cualquier comedor compulsivo es dieta y algo de disciplina, ¡mentira! Releamos este mito en busca de "claridad", ¿de acuerdo? La palabra absurdez no es suficiente para describir esta sugerencia. Una dieta es lo último que se debe hacer en caso de TPA. El ciclo atracones-dieta es uno de los rasgos críticos de la alimentación compulsiva y una señal de la mentalidad de todo o nada que pone en problemas a los comedores compulsivos. Si bien es útil consultar a un dietista que recomiende un plan de dieta saludable y bien organizado, las personas que comen compulsivamente deben mantenerse alejadas de las dietas de adelgazamiento.

Mito N°5: La cirugía bariátrica (de pérdida de peso) puede curar la alimentación compulsiva. Antes de abordar este mito, me gustaría señalar abiertamente que no soy médico ni profesional de la salud. No puedo y no descartaré totalmente la cirugía bariátrica como ineficaz. Existen estadísticas positivas de personas que se han sometido a tales procedimientos, pero recomiendo que esta opción se aborde con precaución y solo como último recurso.

Como mencioné anteriormente, el aumento de peso no equivale a un trastorno por atracón. Así pues, perder peso después de un procedimiento bariátrico no garantiza que el TPA desaparezca para siempre. La cirugía no aborda la razón subyacente de los atracones.

Las estadísticas presentadas por la Sociedad Estadounidense de Cirugía Bariátrica indican que entre el 40 y el 80 por ciento del exceso de peso se pierde entre seis meses y cuatro años después de la operación. Sin embargo, muchos pacientes aún no alcanzan sus objetivos de peso corporal. Peor aún, alrededor del 70 por ciento de las personas que se someten a cualquiera de los procedimientos generalmente recuperan parte o la mayor parte del peso que perdieron después de la operación.

¿Podría ser esto debido a que de repente se le permitió comer todas las deliciosas comidas prohibidas hasta tres meses después del procedimiento? ¿O el hecho de que siempre siente hambre segundos después de sentirse lleno? Sí, es posible que su cerebro se esté tomando su tiempo para adaptarse a su nuevo estómago encogido. Antes de pasar por el quirófano, sopese las indicaciones médicas con los costes y riesgos del procedimiento.

Mito N°6: Todos los que comen en exceso son mujeres. Las estadísticas han demostrado que las mujeres pueden ser más vulnerables a los trastornos alimentarios. Los medios de comunicación y la cultura social las presionan especialmente para que encajen en ciertos patrones. Esta idea negativa de la percepción corporal las predispone a tener relaciones poco saludables con la comida y la alimentación. Sin embargo, el TPA trasciende el género más de lo que la gente está dispuesta a creer.

Aproximadamente el 45 por ciento de los comedores compulsivos son hombres, y las cifras parecen ir en aumento. Los hombres, además, sufren de este trastorno en etapas más avanzadas. Se refugian en la comida buscando seguridad y confort mucho más tarde en la vida que las mujeres. Sin embargo, independientemente del género, las experiencias son casi las mismas. Los hombres pueden ser menos propensos e incluso reacios a aceptar la existencia de este trastorno en sus vidas.

Mito N°7: Los comedores compulsivos siempre tienen hambre. Los atracones y la alimentación emocional no tienen absolutamente ninguna conexión con el hambre física. Todos los trastornos alimentarios tienen poco o nada que ver con la comida o el comer en sí, irónicamente. La comida es simplemente el mecanismo de defensa o la válvula de escape. Cuando se come un cubo entero de helado de chocolate y vainilla después de un día horrible o una ruptura particularmente dolorosa, ¿significa esto que se muere de hambre? ¡No! ¿Significa esto que las respuestas están en el fondo de la cubeta de helado? Bueno, eso depende de a quién le pregunte.

Los comedores compulsivos crónicos se alimentan sin tener en cuenta el hambre física porque se ha convertido en una herramienta de alivio para cualquier emoción negativa. Para que el tratamiento sea eficaz, es necesario que comprenda los motivos de los atracones para encontrar mecanismos de afrontamiento más saludables para sus sentimientos. Desafortunadamente, no puede pasar por la vida sin sentirse mal de vez en cuando. En pocas palabras, el hambre emocional difiere mucho del hambre física.

Mito Nº8: Todos los comedores compulsivos son adultos. Rara vez se encuentran niños diagnosticados con trastorno por atracón. Son niños, ¿verdad? Sin embargo, las tasas alarmantemente altas de obesidad en los niños de hoy sugieren que estos pequeños corren el riesgo de desarrollar TPA cuando crezcan.

Esta fase no incluye el período de la pubertad cuando sus hijos necesitan sus calorías extra para ayudar a formar sus cuerpos cambiantes. Los niños aumentan de peso e incluso se vuelven obesos por varias razones, pero una cosa importante que debe saber sobre los niños y los trastornos alimentarios es que no se puede tratar al niño sin tratar a la familia por igual.

Mito Nº9: Los expertos en alimentación compulsiva deben ser médicos. Su médico debe ser su referencia para los problemas de salud que puedan surgir debido al TPA, pero es poco probable que su médico tenga la experiencia y el tiempo para tratar todos los aspectos de su tratamiento para el TPA. La alimentación compulsiva es más mental que médica, por lo que, junto con su médico, es posible que necesite un psiquiatra, un psicoterapeuta e incluso un dietista agendado en marcación rápida. Trabajar en estrecha colaboración con estos profesionales que tienen conocimiento y experiencia con este comportamiento le ayudará a sobrellevar mejor el TPA.

Si ha comido compulsivamente durante mucho tiempo, lo más probable es que se sienta como una causa perdida. Es incluso peor si tiene sobrepeso, pasa la mayor parte de su vida buscando cambiar sus hábitos y su cuerpo al criticarse a sí mismo, embarcarse en dietas estrictas, usar laxantes para inducir el vómito después de cada atracón, etc. No es fácil vivir en una sociedad "gordofóbica" en la que le critican por no tener "suficiente fuerza de voluntad" para cambiar.

Ni siquiera tiene que estar gordo para sentirse gordo, especialmente con el mensaje constante de que no es atractivo ni aceptable. Ha estado luchando una batalla desde que tiene memoria. Cree que será aceptado una vez que pierda esos kilos, por lo que ha pasado muchos años luchando con las normas de las dietas de moda de turno en un esfuerzo poco saludable por lucir un buen aspecto o lucir como la sociedad insiste en que debe verse. Bueno, cambiaremos eso, comenzando ahora.

Un Cambio de Perspectiva

Lo primero que debe hacer es cambiar la percepción que tiene de su incapacidad para perder peso. Mírelo como su negativa a someterse a las casillas discriminatorias por las que debe avanzar antes de tener finalmente el "cuerpo perfecto". De esta manera, llegará a amarse a sí mismo como es, con verrugas, mocos y todo. Desde esta posición fuerte, su motivación para perder peso proviene de un lugar de amor propio, no de odio a usted mismo.

Piense en todas las veces que ha intentado hacer dieta y ha terminado dándose atracones. Fracasó porque se concentró en los síntomas, no en la enfermedad en sí. Cada vez que intentaba abrirse camino hacia la luz, se encontraba justo donde había empezado. Su cuerpo se convirtió en su propio peor enemigo, negándose a perder el hábito y los kilos. Este rechazo, en cierto nivel, representa su rechazo a la cultura discriminatoria que nos gobierna hoy. También significa que insiste en usar la comida para escapar, su droga preferida para sentirse bien, hasta que ya no la necesite.

El condicionamiento cultural es engañoso en el mejor de los casos y dañino en el peor. Diez personas podrían comer lo mismo, realizar cantidades bastante parecidas de actividad física y, sin embargo, terminar con diferentes tamaños corporales. Los programas de entrenamiento físico abundan dondequiera que mire, desde notificaciones emergentes en su pantalla hasta vallas publicitarias con modelos que han sido sometidos a tanta aerografía que se parecen a criaturas del espacio exterior.

La celulitis, las líneas de expresión, las estrías, las arrugas y los muslos gruesos son ridiculizados, criticados y ocultados. Por el contrario, los espacios entre los muslos, los senos que desafían la gravedad, los traseros enormes, los abdominales marcados y las extremidades totalmente tonificadas son elogiadas y deseadas. Uno pensaría que poseemos el poder de obligar a nuestros cuerpos a distribuir la grasa de cierta manera. Esta cultura le hace cuestionarse repetidamente su imagen en el espejo. Las mejillas rechonchas le hacen gritar. Un leve pliegue o papada debajo de la barbilla hace que se pellizque, esperando que su cara reciba el mensaje. Imagínese el grado de conmoción que sentiría la gente de la era de Da Vinci si de alguna manera encontraran la manera de hacer un viaje al futuro.

El mundo de hoy le hace sentir como una mierda porque se ha negado constantemente a renunciar a su apego a la comida mientras se niega a sentirse bien consigo mismo. Se hunde aún más en su agujero de auto desprecio y condena porque cree que es un fracaso.

Sus malos hábitos pueden parecer una forma de mostrar una falta de voluntad para abrazar la discriminación cultural, una cultura que ha internalizado sin saberlo. Como una marioneta, sufre un tirón desde lados opuestos. En este punto, sus brazos, si no su mente, deben doler inimaginablemente. ¿Cuál es el problema con la comida de todos modos? Si la comida y la grasa son tan malas, ¿por qué existen en formas tan deliciosas? ¿Por qué el bacon frito huele mejor que el brócoli hervido? Esta es una pregunta honesta, no una excusa para que abandone las frutas y verduras saludables. Y así, debido a que habitualmente fomenta las emociones negativas, desea compulsivamente ahogarse en más negatividad.

Suelte uno de los ideales. Elija entre usted y las creencias en su cabeza. A veces, esta elección no siempre es natural. Sin embargo, prometo con un alto grado de certeza que hacer esa elección lo cambia todo. Estoy aquí para ayudarlo con un plan que le asegure vivir una vida saludable sin utilizar la comida como mecanismo de compensación. Mejorará en la identificación de sus factores desencadenantes y en el manejo de sus emociones, por lo que no habrá necesidad de la 'solución' que es la comida que solo conduce a la 'recompensa' que es la grasa, los cuales no hacen más que abandonarle a sentimientos de culpa y arrepentimiento después de cada atracón.

Dos Vertientes del Problema

El primer problema son sus desencadenantes emocionales. El segundo es su tendencia a buscar comida como forma de consuelo en lugar de sus pensamientos en busca de soluciones. Todos queremos la píldora mágica, esa panacea que reduciría, si no eliminaría, todas las razones que nos hacen ir directamente a ese tarro de galletas, el refrigerador o la tableta de chocolate.

Tengo que ser sincero con usted: los problemas nunca terminan. Las emociones pueden permanecer desalineadas o desequilibradas durante un período prolongado. La buena noticia es que no necesita resolver todos sus problemas o alinear sus emociones como piezas en un tablero de ajedrez para dejar de darse atracones. De hecho, es todo lo contrario. Necesita revisar su relación con la comida.

Empiece por pensar detenidamente por qué necesita comer para sentirse mejor consigo mismo y con la situación actual. Esto le ayuda a evitar la alimentación sin sentido que viene de la mano de estados emocionales desequilibrados. Enfrente esos problemas de frente, como el jefe que nació siendo.

Puede comenzar reconociendo y abordando los problemas reales que lo desencadenan. ¿Ayuda estar a dieta? Realmente no. Piense en las dietas como una pequeña tirita para una llaga abierta. Seguirá soltando pus. Lo cual significa que tendrá que enfrentarse a los verdaderos demonios tarde o temprano.

Una de las habilidades cruciales que debe aprender para vencer este hábito es identificar y distinguir el hambre real del hambre emocional. Para hacer esto, necesita reconocer el hambre real por lo que es: el deseo físico que los seres vivos tienen de alimentarse. Tiene que responder a esas señales en lugar de unir ese deseo a la incomodidad emocional. La comida, a la que percibe como el enemigo, es la clave para transformarle en una persona a la que pueda enfrentarse cada mañana, una persona que pueda pensar y resolver sus problemas.

Hambre Fantasma

Cuando tiene hambre, ¿cómo se siente exactamente?

- ¿Crece lentamente, o le golpea de pronto como un tren salido de ninguna parte?

- ¿Siente la necesidad de comer algo desesperadamente?

- ¿Es capaz de comer algo saludable, o tiene que ser un tipo específico de comida?

- Cuando come, ¿presta atención a lo que está comiendo, o se limita a introducir comida en su boca inconscientemente?

Si el hambre le golpea como un tren, suspira por comer no solo cualquier cosa, sino algo en particular, y entierra la cara en ello cuando come, entonces eso no es hambre física. Este peculiar antojo se llama hambre fantasma y es el culpable de los atracones.

Me gusta considerar que los comedores compulsivos tienen dos estómagos: uno físico y el otro, fantasma. El hambre que siente en su estómago (el verdadero) es una señal para que coma. Esa parte es biológica; necesita alimentarse para sobrevivir. Si esa es la única hambre a la que responde, no pertenece al club de los comedores compulsivos.

El estómago fantasma es donde radica el problema. Este estómago, que ni siquiera existe físicamente, tiene sus propios dolores. Le da una señal para alimentarlo cuando experimenta situaciones o emociones incómodas. Es el estómago más exigente y persuasivo de los dos. Piense en ello como meter mucho papel en una tubería para evitar que se escape el agua. Con el tiempo, el papel se empapa y se hace una masa.

Capítulo Tres: TPA y Peso Corporal

El trastorno por atracón está relacionado con diversas situaciones difíciles. Con el tiempo, convierten su vida sana y feliz en una triste y frustrante, lo que afecta a sus relaciones con los demás. El TPA también afecta su salud física (como probablemente ya sepa), y esto es consecuencia directa de comer en exceso o de prácticas de control de peso poco saludables.

La mayoría de estos problemas de salud son reversibles, mientras que algunos no lo son. La mayoría incluso empeoran a medida que pasa el tiempo. Le recomiendo que los corte de raíz lo antes posible.

Antes de entrar en nada de eso, hay algunos puntos que me gustaría aclarar sobre el "peso corporal". Esta discusión es necesaria para aclarar los muchos conceptos erróneos que rodean el término.

Datos Clave Sobre el Peso Corporal

Como mencioné anteriormente, la mayoría de las personas que comen compulsivamente tienen una preocupación casi obsesiva por la forma y peso de su cuerpo. A pesar de la atención que se le ha prestado a este aspecto de su vida, muchos todavía han interiorizado malentendidos sobre el peso. Aclaremos todo eso.

• Estamos hechos principalmente de agua. Como adulto, aproximadamente el 60% de su peso corporal es simplemente agua. Digamos que pesa 68 kilos. La cantidad de agua en su cuerpo pesa alrededor de 40 kilos. El mero hecho de conocer datos como estos puede ser suficiente para ayudarle a dormir mejor por la noche. ¿Esos ciber matones que se burlan de sus gordos brazos? ¡Tonterías! No se preocupe. La biología dice que es agua, y que yo sepa, es saludable mantenerse hidratado.

• Nuestro peso corporal no es constante todo el día, todos los días. Estas fluctuaciones de peso son a corto plazo y generalmente muy insignificantes, oscilando entre 500 gramos y un kilo. En su mayoría son el resultado de cambios en nuestra hidratación. Debido a que somos un 60 por ciento de agua, los pequeños cambios en nuestros niveles de hidratación tienen un efecto notable, pero insignificante, en nuestro peso. Para los comedores compulsivos que purgan o abusan de los diuréticos, sus niveles de hidratación cambian continuamente debido a la pérdida de agua derivada de estas prácticas. El resultado es un cambio considerable en el peso corporal.

• Algunos cambios de peso son a corto plazo y no tienen nada que ver con cambios en la grasa corporal. Como mencioné anteriormente, los cambios de peso suelen ser el resultado de cambios en el contenido de agua del cuerpo. Recuerde esto cada vez que se suba a la báscula y vea que ha bajado un número. Su nivel de grasa corporal está bien, no consulte en internet. No, no es un problema de salud. Nuestro peso es a veces una montaña rusa. No puedo enfatizar en esto lo suficiente: ¡manténgase hidratado!

Algunos Datos sobre Pérdida de Peso y Dietas

Hay muchas personas con trastorno por atracón que están muy preocupadas por su dieta. Usted también podría ser culpable de esto, enterrado bajo una montaña de artículos y libros sobre nutrición y dietas, posiblemente porque esto le hace sentir adecuadamente informado. Quizás estos libros satisfagan su ansia de conocimiento, pero muchos profesionales de la salud afirman justo lo contrario, ya que muchos de estos planes de dieta son irreales. Solo porque una dieta macrobiótica (o peor aún, la dieta de potitos) ayudó al novio del primo de su vecino no la hace sostenible.

Muchas personas han sido víctimas de las tácticas utilizadas por las empresas de publicidad y medios de comunicación. Estas empresas le venden ideas, las cuales digiere demasiado bien. Estas ideas, a su vez, dan forma a sus pensamientos y para cuando se ha dado cuenta, se sorprende a usted mismo encogiéndose cuando ve a alguien que come con gusto. Sus ojos desarrollan contadores de calorías sobre algo tan saludable como un plato de ensalada de quinoa.

Lo que estoy diciendo es que muchas personas tienen un montón de conceptos erróneos sobre el peso adquiridos durante años de internalizar información de fuentes inconsistentes y poco realistas. Estos son algunos datos clave sobre la pérdida de peso y las dietas:

1. No existe una sola dieta saludable. Una dieta es saludable cuando se ajusta a las necesidades nutricionales del individuo. Asegura una salud óptima subjetivamente para que a medida que evolucionen sus necesidades dietéticas, su dieta se mantenga adaptable.

Para muchos adultos, especialmente los ancianos y la población de mediana edad, una dieta saludable se constituye de alimentos que reducen los riesgos de enfermedades cardíacas, cáncer y aumento de peso. Sin embargo, esta no es la dieta óptima para mujeres embarazadas y lactantes en el mismo grupo de edad. También existen planes de alimentación específicos para personas con ciertos problemas de salud como inflamación crónica, diabetes, etc. Como puede ver, una dieta "perfecta" es tan real como un cuento de hadas con unicornios y dragones.

2. Las dietas de adelgazamiento no son dietas especialmente saludables. Los planes de dieta con sellos de pérdida de peso tienen una función y solo una función: ayudar a las personas a perder peso. No son necesariamente saludables o sostenibles, incluso con la promesa de ayudar a las personas con sobrepeso a lograr un peso saludable.

Estas dietas funcionan creando un desequilibrio energético en su cuerpo. De esta manera, las calorías que se obtienen de los alimentos o bebidas son menores que las calorías que su cuerpo necesita para funcionar. Este desequilibrio hace que su cuerpo comience a quemar grasa como una fuente alternativa de energía para sobrevivir y, si se mantiene, le ayuda a perder algunos kilos con el tiempo.

La pregunta ahora es, ¿a qué coste? Entre las persuasivas estrategias de marketing de las empresas de suplementos, los cultos dietéticos, los esquemas piramidales, los gurús autoproclamados y nuestro deseo natural de ser perfectos, adoptamos las dietas más extremas solo para sufrir problemas de salud después de alcanzar el peso ideal. ¿Mi consejo? Deje de aceptar consejos dietéticos de los medios de comunicación. Están tratando de engatusarle. Literalmente.

3. Las dietas de adelgazamiento son estrictamente para personas obesas o con sobrepeso. Si no sufre de obesidad, no necesita una dieta para adelgazar. A menos que desee alcanzar un índice de masa corporal por debajo de 18,5, piénselo dos veces antes de inscribirse en un plan de pérdida de peso.

No deje que los michelines que ganó después de la cena de navidad arruinen su autoestima. Un índice de masa corporal por debajo de un peso saludable tiene efectos secundarios físicos, sociales y psicológicos que no le agradarán mucho.

4. Las dietas de adelgazamiento cambian con las modas. Cualquiera que sea la tendencia este año, puede que no esté de moda el próximo. Por ejemplo, los carbohidratos estaban mal vistos en los años 60 y 70; luego, las grasas se convirtieron en las malas de la película en los años 80 y 90, y los carbohidratos volvieron a ser geniales, hasta que de repente se convirtieron en el enemigo nuevamente en los años 2000. Antes, estaba de moda estar delgada como un palo. Ahora, cuantas más curvas, mejor. Una y otra vez, como las olas del mar, estas tendencias vienen y van.

5. La pérdida de peso es diferente del mantenimiento del peso. Las dietas para bajar de peso no deben usarse durante mucho tiempo porque no contemplan sus necesidades nutricionales. Como he mencionado repetidamente, es seguro que algunas de estas dietas dañarán su salud física si se mantienen a largo plazo.

Siendo realistas, solo un puñado de personas puede seguir religiosamente una dieta durante más de seis meses. Después de eso, se llega a un punto crítico. Siempre hay una tendencia a dejarlo todo y volver a los viejos hábitos dietéticos. Esto hace que uno recupere todo o la mayor parte del peso perdido. ¿Tiene dudas? Intente enfrentarse a una pizza horneada a la piedra después de haber estado en una dieta cetogénica durante dos meses. Nada pone a prueba tanto tu fuerza de voluntad. La solución que yo recomendaría es más sencilla y menos brutal para su tracto digestivo.

Mantenga su peso más bajo actual en lugar de esforzarse (y fallar) en perder más kilos. Para hacer esto, debe pasar de pensar en la pérdida de peso a una mentalidad de mantenimiento de peso. Este punto, a menudo omitido en los programas de pérdida de peso, es el mayor culpable de por qué tantos participantes finalmente recuperan el peso.

6. Una dieta saludable debe contener una gran variedad de alimentos y mucha agua. Las únicas cosas que debe reducir al mínimo son el azúcar, las grasas saturadas, las grasas trans y la sal. Las grasas saturadas y trans aumentan nuestro riesgo de enfermedad cardíaca, diabetes tipo II y accidente cerebrovascular. La Organización Mundial de la Salud estima que 500.000 es el número de muertes por grasas trans cada año. Esa debería ser información suficiente para mantenerse alejado de las galletas, pasteles, cremas lácteas y comidas precocinadas.

Las grasas saturadas se pueden encontrar en los lácteos y las carnes rojas, mientras que las grasas trans se pueden encontrar en los alimentos fritos, la bollería industrial y la margarina. Sin embargo, no todos los tipos de grasas son peligrosos. Las grasas insaturadas ayudan a reducir los riesgos de problemas cardiovasculares. Excelentes fuentes son los mariscos, el aceite de oliva, el pescado, las nueces y otros.

La confusión, sin embargo, radica en cómo convertir estas pautas saludables en hábitos alimenticios reales. ¿Como debería comer? Los educadores en salud utilizaron una pirámide alimenticia para ilustrar las porciones apropiadas para cada clase de alimento. Hoy, usan un plato en lugar de una pirámide (www.choosemyplate.gov).

El razonamiento y las pautas siguen siendo los mismos; solo difieren el enfoque y las perspectivas. Las pirámides alimentarias son para niños de primaria. Con el método del plato saludable, se le proporciona un patrón más fácil para su vientre, su salud y, lo que es más importante, su memoria. Es un método que fomenta la alimentación consciente, ya que de esta manera sabe cómo llenar cada cuadrante de su plato.

7. Es mejor obtener vitaminas y minerales de los alimentos. Las vitaminas y los suplementos minerales en forma de líquidos o píldoras NO reemplazan la comida real. Sí, a veces, se pueden recomendar suplementos siguiendo la receta de un profesional de la salud. Aún así, su cuerpo es más inteligente de lo que cree. Sintetiza y regula una

cantidad adecuada de vitaminas y minerales necesarios para su supervivencia, y es aconsejable dejar que haga lo que mejor sabe hacer. Si siente que sufre de deficiencia de nutrientes, consulte a un profesional de la salud.

8. Los hábitos alimenticios perfectos son innecesarios para una salud ideal. Si le preocupa la perfección de su dieta, quiero que sepa que no es un requisito. No tiene que pesar su avena seca en una báscula para que cumpla sus ideales de control de las porciones y alimentación equilibrada. Las pautas para una dieta saludable son solo pautas. La belleza de las pautas es que se pueden ajustar y adaptar a cada individuo, así que siéntase libre de ser flexible.

Peso Corporal y Alimentación Compulsiva

La obesidad significa diferentes cosas para diferentes personas. Una persona que sufre de anorexia la definirá como cualquier ganancia de peso tan pequeña como un kilo. El adulto promedio puede pensar que es obeso porque pesa 75 kilos con su cuerpo musculoso de huesos grandes. En el mundo de la moda, ser obeso puede significar medir 1'77 m con un peso corporal de 60 kilos. Es absurdo que el pasaporte para pavonearse por una pasarela glamurosa con tacones increíblemente altos sea parecer una oblea.

Ninguna de estas personas es obesa según los estándares médicos. En todo caso, las personas anoréxicas y algunas modelos están muy por debajo de un peso saludable. Digo algunos porque ahora hay modelos más inclusivos. Diferentes personas tienen sus propias opiniones sobre la masa corporal. Hay personas que se preocupan por unos pocos kilos, mientras que hay a quienes no les importan.

Desde un punto de vista médico, una persona es obesa cuando su peso corporal es aproximadamente un 20 por ciento superior al peso saludable para su edad, tipo de cuerpo y altura. Un individuo es obeso mórbido cuando su peso corporal está 50 kilos por encima del peso saludable indicado para su edad, altura y tipo de cuerpo. Hoy en día, hay espacio para unos pocos kilos más por altura en el tramo de peso "saludable" de lo que se propuso inicialmente.

El IMC actual tiene un poco más de margen de maniobra para adaptarse al aumento de peso debido a varios factores relacionados con un desequilibrio entre la ingesta de energía y el gasto de energía. En comparación con como se hacía antes, la tecnología ha facilitado muchas cosas. El resultado de que todo esté a un botón o un clic de distancia es un estilo de vida sedentario. Esta facilidad, sumada a vivir en la gran ciudad, ha contribuido a generar más oportunidades de consumo y ha reducido drásticamente las posibilidades de realizar actividad física.

Algunos estudios realizados por los Centros para el Control y la Prevención de Enfermedades (CDC) hace un tiempo revelaron que alrededor del 60 por ciento de los adultos estadounidenses están médicamente por encima de un peso saludable. Entre ellos, el 36 por ciento tiene solo un sobrepeso moderado, mientras que el resto son obesos. Los resultados de la investigación revelaron que alrededor del 12 por ciento de los niños que viven en Estados Unidos son preocupantemente obesos.

Otra investigación financiada por el gobierno publicada en 2002 descubrió que el 31 por ciento de toda la población de Estados Unidos es extremadamente obesa. También mostró que la cantidad de personas entre las edades de 6 y 19 que son obesas es aproximadamente del 15 por ciento.

Supongamos que esas estadísticas están un poco desactualizadas. Estudios más recientes han demostrado que alrededor del 35 por ciento de las adolescentes estadounidenses y el 25 por ciento de los adolescentes varones tienen un sobrepeso moderado, y que el 13 por ciento de los niños y el 16 por ciento de las niñas son obesos. ¿Cuál podría ser la causa de estas demoledoras estadísticas? Eso ya es harina de otro costal, y tal vez sea un tema para otro libro completamente diferente, para ser honestos.

¿Por qué los milenials están luchando contra el peso? Hay una gran variedad de razones, desde comida rápida, máquinas expendedoras repletas de deliciosos dulces con cantidades desorbitadas de azúcar y grasas, a bajo precio y estratégicamente colocadas, la vida acelerada, la maldición de la gratificación instantánea y la alimentación compulsiva. El TPA es la causa del aumento de la obesidad en muchas áreas del mundo.

Capítulo Cuatro: Alimentación Compulsiva y Ciencia

Si su objetivo es prevenir el TPA, deberá aceptar, identificar y comprender los ciclos de la alimentación compulsiva para extinguir su influencia. Además, si su objetivo es el tratamiento, debe repetir este proceso para descubrir por qué el culto del TPA tiene tantos seguidores y señalar los principales factores que lo mantienen vivo.

Biología de un Atracón

Los datos recopilados por la Organización para la Cooperación y el Desarrollo Económicos (OCDE) en el año 2017 muestran que la obesidad se está convirtiendo en un problema enorme en Estados Unidos, Colombia, México, Nueva Zelanda, Hungría y algunos otros países. Lo que esto significa es que las personas se han convertido en víctimas de su ansia por la comida.

Con el tiempo, los científicos han encontrado una conexión entre el apetito y las hormonas. El descubrimiento de dos hormonas, la grelina y la leptina, ha cambiado las bases de la nutrición. Estas dos hormonas son las que regulan el hambre.

La alimentación compulsiva está muy influenciada por factores que incluyen el comportamiento, la socialización, el entorno inmediato y, como era de esperar, la genética. Si son lo suficientemente intensos, hay cambios de vida específicos que afectan biológicamente a nuestros niveles de hambre. Mírelo de esta manera: si se siente mal, es más probable que pierda el apetito total o parcialmente temporalmente. Este comportamiento está en marcado contraste con la forma en que trata la comida cuando está ansioso. Cuando tiene ansiedad, en su mayor parte, tiende a comer en exceso cuando está rodeado de ciertas vistas u olores que le han desencadenado hambre en el pasado.

El aumento y la disminución de sus niveles de hambre están generalmente afectados por una serie de mecanismos minuciosamente configurados, que son estudiados exhaustivamente en psicología y neurociencia.

Los atracones no son solo fisiológicos. Tiene fuertes vínculos con ciertos factores psicológicos, como el misterioso mundo del comportamiento y las emociones. Miles de personas que luchan contra el TPA lo hacen debido a una baja autoestima y un bajo sentido de sí mismos.

Estos problemas están tan arraigados que muchos investigadores han dedicado su tiempo y energía a descubrir la razón por la que esta parte de la estructura humana no es una cuestión sencilla. ¿No desearía que las opciones fueran más fáciles, limitadas a, ya sabe, elegir entre darse un atracón hoy o no? Comer o no comer, querido amigo, sigue siendo hoy la pregunta en nuestras mentes.

Los científicos han descubierto varios métodos a través de los cuales los humanos procesan mentalmente la salud y las enfermedades. Este proceso es multifacético y lo abarca todo. Afortunadamente, hoy en día hay una mayor conciencia sobre los factores que hacen que las personas sean propensas a los atracones. Estos factores incluyen el aspecto hormonal (leptina y grelina), la genética, los niveles de energía a lo largo del día, la infancia, las partes del cerebro que responden a ciertos olores y vistas, etc.

Leptina y Grelina

La leptina y la grelina son las dos hormonas que influyen de manera más significativa en su metabolismo y niveles de energía. Al igual que el yin y el yang, donde la leptina actúa como moderador del equilibrio de su energía e induce la pérdida de peso, la grelina le provoca la sensación de hambre.

Las personas que padecen obesidad tienen un exceso de leptina. Cuanto más comen, más grasas acumuladas tienen y, por tanto, más leptina. Los científicos han demostrado que las personas obesas son resistentes a la leptina.

George Snell y sus colegas descubrieron la participación genética en la obesidad en Jackson Labs en 1950. La palabra "leptina" proviene de la palabra griega leptos, que significa delgado. En 1966, Douglas Coleman y sus colegas aislaron el gen de la leptina. Jeffrey Friedman clonó el gen artificialmente siguiendo algunos experimentos parabióticos en 1994. Este descubrimiento, aislamiento y síntesis artificial se convirtió en el nirvana de la investigación sobre la obesidad.

La leptina se libera en el torrente sanguíneo por los depósitos de tejido adiposo en el estómago, el corazón, los músculos esqueléticos y la placenta. Esta hormona puede atravesar la barrera hematoencefálica, una membrana selectivamente porosa que protege el cerebro y las neuronas de las toxinas o patógenos que causan infecciones. Los niveles de leptina se ven afectados por su grado de actividad física, edad, sexo y absorción de glucosa.

La grelina, descubierta años después de la leptina en 1999 por Masayasu Kojima y sus colegas, no recibió tanta fanfarria. Esto no afecta a su importancia. La palabra "grelina" fue acuñada de una palabra protoindoeuropea, ghre, que significa "crecer". Aunque originalmente se pensó que existía solo en el revestimiento del estómago, los avances en la investigación han demostrado lo contrario, aislando la hormona en áreas como la corteza suprarrenal, el tracto digestivo, los ovarios y el páncreas.

Al igual que la leptina, la grelina está influenciada por el sexo, la edad, el índice de masa corporal, la absorción de glucosa, los niveles de hormonas de crecimiento y la insulina. La grelina está presente en niveles elevados antes de comer y después de ayunar. El único momento que esta hormona le da un descanso es cuando come. Esta es la razón por la que la pérdida de peso inducida por la dieta no es sostenible a largo plazo. Además de afectar su ciclo de sueño, la grelina también afecta a la amígdala, que es el centro de recompensa en su cerebro. Por eso, cuantas más horas duerma, menos grelina tiene, y viceversa.

Estas dos hormonas crean un enredo de señales cerebrales en las personas obesas. La razón por la que su cuerpo no está cooperando con su nueva dieta, su sofisticado programa de entrenamiento y todos los demás pasos que ha tomado para garantizar un peso corporal ideal, es que su cerebro está, biológicamente hablando, confundido. Con la alimentación compulsiva, está atrapado en este círculo vicioso:

- Comer cuando el hambre llama a su puerta.

- Ganar kilos mientras nadie está mirando.

- Más leptina se acumula en los tejidos grasos.

- Confusión en el cerebro debido a una caída en los niveles de leptina.

- El hipotálamo envía señales desesperadas pidiendo ayuda.

- Sucumbe a la necesidad de su cuerpo de comer

- Pronto vuelve a estar hambriento

- Come y gana aún más peso.

- "Aclarar y repetir".

Con esta resistencia a la leptina, su cerebro tira la toalla. Deja de reconocer las señales enviadas por esta hormona. Esta resistencia que su cerebro ha desarrollado es la principal causa de obesidad en la actualidad. En términos más simples, sus niveles de leptina están por las nubes, lo que significa que es obeso, pero su cerebro no puede detectarlo.

Con resistencia a la leptina, los hombres y mujeres obesos almacenan grasa de manera diferente. Los hombres almacenan más grasa visceral (de ahí la barriga cervecera), mientras que las mujeres tienen más grasa subcutánea (debajo de la piel) en diferentes áreas.

Toda esa grasa corporal confunde sus señales de apetito para hacerle sentir más hambriento. A todo el mundo le pasa a veces. Está aquí porque le ocurre un poco más a menudo que "a veces", y no pasa nada.

Alimentación Compulsiva y Funciones Cerebrales

El problema no está solo en la composición biológica y la anatomía básica. Las investigaciones han demostrado que los atracones son un caleidoscopio de funciones cerebrales que actúan juntas para influir en los sentimientos, el comportamiento, la psicología y los procesos de pensamiento.

Este enfoque está en disputa con otras teorías populares entre otros científicos de la alimentación compulsiva. Estos atribuyen la culpa de los atracones a algunas redes neuronales, vías y hormonas meticulosamente seleccionadas. Este método simplifica un proceso por lo demás complicado, sin rival durante mucho tiempo en la historia de la ciencia. Es la lógica detrás de muchos logros científicos, ya que se ha utilizado para identificar, simplificar, comprender y proporcionar soluciones viables a muchas enfermedades relacionadas con la alimentación.

Sin embargo, hay algunos sucesos y tendencias naturales que van contra la corriente. Estos factores desafían las leyes e hipótesis científicas o humanas. Estas leyes se basan en nuestra limitada comprensión de la situación. El cuerpo humano no es un dispositivo electrónico o un teléfono inteligente que posea partes defectuosas que sean fácilmente identificables y señaladas por sus defectos.

A nivel científico, los atracones son el resultado del hambre basada en los antojos y la sensación de insatisfacción, como lo implican las cantidades de grelina, leptina y dopamina liberadas por el cerebro. El TPA va más allá de ser un sistema que requiere investigación. Es un trastorno que es casi intencional, pero no exactamente. Es el resultado de una falla en algunos mecanismos de transmisión química en el cerebro y en el cuerpo.

Cuando vuelve a sentir hambre justo después de haber comido, se producen secuencias muy complejas de señales químicas y circuitos de retroalimentación que producen la sensación de insatisfacción que está experimentando. Cuando se siente satisfecho, esto no significa que su estómago esté necesariamente a punto de desbordarse de comida. Es solo su cuerpo respondiendo a sus niveles actuales de dopamina, glucosa y otras varias hormonas enviadas por su cerebro para avisarle que deje de comer.

Exploremos esto un poco más en profundidad. La insulina, una hormona creada en su páncreas, regula la cantidad de azúcar en su sangre. Desafortunadamente, algunas personas no pueden producir esta hormona debido a un páncreas defectuoso. Estas personas padecen una afección médica llamada diabetes tipo 1. Existe otro trastorno del azúcar en sangre llamado diabetes tipo 2. Aquí, hay suficiente insulina. Sin embargo, las células del cuerpo no se apresuran a recoger esta hormona vital.

Cuando su cuerpo no procesa adecuadamente el azúcar en sangre, comienza a formarse tejido adiposo (grasa). Su cuerpo interpreta los niveles inestables de azúcar y las moléculas de grasa depositadas recientemente como signos de que la persona no está satisfecha a pesar de haber comido.

De todo lo que acaba de leer, puede ver lo fácil que es para nuestros cuerpos inclinar este delicado equilibrio. Hay muchos factores que comparten la culpa. De lo contrario, los niveles de trastorno por atracón, diabetes y obesidad no serían tan altos. Problemas con el trabajo, las relaciones personales, la pérdida y el duelo, el estrés y el envejecimiento son otros factores que influyen en nuestro metabolismo, haciéndonos vulnerables a este desequilibrio.

Factores psicológicos que sustentan el TPA

El TPA tiene ciertos factores psicológicos que lo sustentan e incluso lo empeoran. Veamos algunos:

No puede evitar sentirse asqueado y arrepentido. Dos palabras muy familiares para todos los que comen compulsivamente debido a la frecuencia con que se usan y se sienten después de un episodio. Este sentimiento tiene diferentes formas. Podría ser la sensación de vergüenza abrumadora que le envuelve cuando prácticamente inhala tres platos de patatas fritas con salsa.

¿Con qué frecuencia se sienten así los comedores compulsivos? Estos sentimientos dependen completamente de la frecuencia con la que ocurren los episodios. Los comedores compulsivos frecuentes se sienten así después de casi todos los incidentes relacionados con la comida. La intensidad de estos sentimientos aumenta cuando tira la toalla después de intentar otro plan de dieta. Como comedor compulsivo, recurre a las dietas no solo para perder peso, sino también para crear una sensación de control sobre sus antojos aparentemente incontrolables. Esta dieta le proporciona un alivio breve antes de que la ilusión desaparezca. Esto conduce al "choque"

que lo obliga a enfrentar los sentimientos que ha evitado con éxito durante algunas semanas o meses.

Tiene miedo de su incapacidad para detenerse. ¿Conoce ese sentimiento de desesperanza y abatimiento en su interior cuando se siente atrapado o estancado? Eso es el TPA jugando con usted. Una vez que desarrolla esta mentalidad pesimista, refuerza su dominio sobre usted.

Finalmente se rinde a su realidad de masticar sus preocupaciones solo para sentirse horriblemente mal después. Se vuelve dependiente de los atracones para ayudarle a resolver problemas que podrían resolverse si levantara la vista de su plato el tiempo suficiente para analizar y resolver sus problemas mentalmente.

Equipara el peso con la autoestima. Se siente indigno porque cree que no es lo suficientemente delgado.

Vive bajo estrictas reglas de perfeccionismo. Lidiar con un trastorno por atracón conlleva una gran cantidad de timidez. Lo más probable es que esto se deba a la suposición de que la gente le ve de la manera en que se ve a sí mismo: perfecto cuando está delgado, un perdedor cuando pesa un kilo extra.

Con el TPA, sube demasiado el listón y nunca reconoce sus victorias, por muy buenas que parezcan. La forma más apropiada de describir a un típico comedor compulsivo es una persona que solo exige perfección de sí misma, pero que siempre carece de confianza, esperando constantemente caer por debajo de sus estándares irrazonablemente altos.

Tienen una mentalidad de todo o nada, clasificando sus experiencias de vida y pensamientos en cuadros blancos o negros, dejando poco o ningún espacio para cualquier otro ángulo. Este patrón de pensamiento es tan dominante que puede transmitirse de generación en generación en familias.

Esta perspectiva es una forma tóxica e implacable de ver las cosas, y no es particular del TPA. Con esta visión de la vida, se vuelve más propenso a comer en exceso, ya que lo ve como un medio para aliviar su culpa o desesperación. Este comportamiento no se manifiesta mágicamente de la noche a la mañana porque tiene un trastorno por atracón; en cambio, es un rasgo que ya había arraigado mucho antes de que apareciera el TPA. Su vida no es una silueta en blanco y negro. Necesita un toque de color, un término medio que le permita amarse a sí mismo sin importar sus imperfecciones.

Tiende a buscar la validación de los demás. Este es un comportamiento que es casi automático para todas las personas con TPA. Ya conoce el ritual: hacer preguntas como "¿Estoy gordo? ¿Crees que he perdido algo de peso?". Esta línea de preguntas muestra su desesperación por buscar opiniones externas, bien sea consciente de ello o no. Este comportamiento crea una falta de confianza en usted mismo, y finalmente aplasta la poca autoestima que tenía. La necesidad de agradar a las personas es otro de esos comportamientos que ya existían antes de su trastorno alimentario. Simplemente se amplificó con el TPA.

No planifica ninguna de sus comidas de antemano. Si no planifica sus comidas, se lanza a una situación en la que debe comprar alimentos de manera impulsiva, lo que le da mucho espacio a las decisiones emocionales. Si siente emociones negativas o hambre intensa, es probable que pierda el control. Si la próxima semana promete ser más ocupada de lo habitual, tómese un tiempo durante el fin de semana para trazar su plan de alimentación.

Cocine algunas comidas sabrosas y guárdelas en platos listos para llevar. Ordene su frigorífico y elimine la comida basura. De esta manera, no cogerá una bolsa de patatas fritas cuando haya tenido un mal día.

Ignora sus antojos. No podemos negar la importancia de una dieta sana y equilibrada. El error que cometemos la mayoría de nosotros es deshacernos del azúcar. Cuanto más se niega a sí mismo las cosas que quiere, especialmente cuando son tan fácilmente accesibles, más las desea. Le irá mejor si enfrenta sus antojos de frente. Sin embargo, en lugar de atiborrarse con tantas bolsas de patatas fritas, es recomendable llamar a un amigo y salir a comer una buena tarrina de helado.

Los "días de trampa" son totalmente aceptables y, como más tarde aprenderá, muy útiles. Demasiados días de trampa en cambio son un problema. Ese gurú del fitness al que ha estado siguiendo durante meses en Instagram tiene días en los que se tira en su sofá con camisetas andrajosas en lugar de ropa de yoga. Incluso puede hacer de esto un evento planificado, un día entero para satisfacer cualquier antojo que pueda tener, solo un día.

Suele comer y realizar múltiples tareas. La investigación ha demostrado que la alimentación consciente (que explicaré en detalle en breve) es un tratamiento holístico que produce resultados duraderos para las personas con trastorno por atracón. Un estudio en particular notó que los consumidores compulsivos, que comenzaron a comer con atención plena, desarrollaron una conciencia de sus hábitos alimenticios y pasaron de comer compulsivamente cuatro veces a la semana a una vez a la semana.

La alimentación consciente ha ayudado a más personas con trastornos alimentarios de las que imagina. Tomemos a mi amigo, por ejemplo (llamémosle Jake). Jake ha alabado las maravillas de la alimentación consciente después de leer varios libros de autoayuda sobre cómo redescubrir las alegrías que conlleva saborear la comida.

Su práctica de comer conscientemente pudo haber comenzado como un remedio para el TPA, pero se convirtió en parte de su vida. Ahora es plenamente consciente de sus emociones y estados físicos, que le ayudan a distinguir entre el hambre fantasma y el hambre real.

No estoy sugiriendo que sea posible ser plenamente consciente de su alimentación, especialmente cuando pierde completamente el control mientras hace otra cosa, como enviar mensajes de texto o ver una película. Lo que estoy diciendo es que el cambio es posible una vez que conoce sus hábitos. Para hacer esto, necesita estar presente en mente, cuerpo y alma al comer.

No duerme lo suficiente. Descuidar o tomar atajos en torno a su sueño hace que le resulte difícil lidiar con el TPA. Dormir lo suficiente es un aspecto esencial para una buena salud física y mental. Además de acostarse tarde, los hábitos como trabajar en su dormitorio o usar aparatos electrónicos en la cama pueden afectar a un sueño reparador. ¿Recuerda lo que dije sobre la reducción de los niveles de grelina cuando duerme? Imagínese los niveles altísimos de esta hormona presentes cuando trabaja en su ordenador portátil a las 3 de la mañana. En ese momento, se une al exclusivo club de asaltantes de frigoríficos, que realizan incursiones nocturnas a sus frigoríficos, armarios y otros escondites en busca de deliciosos placeres para su paladar.

Se salta el desayuno a menudo. Hay algunos conceptos erróneos generalizados sobre el desayuno que deben ser cuestionados, como que acelera su metabolismo haciéndole perder peso como por arte de magia. Eso no es cierto. Sin embargo, la verdad de ese mito es que un desayuno completo y saludable le proporciona suficiente energía para sus actividades diarias. De esta manera, no es propenso a comer tanto como antes. Estos dos cambios golpean al TPA directamente en la cara, así que esfuércese por incluir un desayuno saludable en su rutina matutina. Lo agradecerá al final de cada día.

Suele elegir entrenamientos que no le gustan. Participar en actividades físicas ayuda a frenar la necesidad de darse atracones. Muchas personas piensan que el ejercicio debe ser intenso para ayudar con la pérdida de peso, lo que generalmente los lleva a darse por vencidos. En lugar de realizar una rutina que no le guste especialmente, realice alguna actividad física que le guste.

A veces se olvida de relajarse y divertirse. El tiempo de jugar no termina porque usted sea un "adulto". Sus opciones son más amplias que las disponibles para un niño de guardería. Olvidar participar en actividades divertidas y placenteras puede obstaculizar sus esfuerzos por frenar su trastorno alimentario. El tiempo de juego es un aspecto fundamental del tratamiento para el TPA, principalmente si garantiza un tiempo de calidad con personas que le quieren y le apoyan. Una vida social saludable evita que caiga en un estilo de vida depresivo que pueda desencadenar en atracones. La relajación es muy relativa. Hay días en los que lo más relajante que puede hacer es una actividad que se puede realizar solo, como dar un paseo o visitar una tienda de segunda mano. Otros días, quiere ir de excursión con algunos amigos a un lugar inexplorado. No existe una actividad única para la relajación, así que haga lo que funcione para usted.

Es muy reservado sobre su trastorno. El TPA trae un tipo de vergüenza que es difícil de quitar. Algunas personas han admitido sentirse como monstruos de feria debido a su trastorno alimentario. Este sentimiento es comprensible. Luchar contra estos sentimientos no es un viaje en solitario. Le sorprendería lo comprensivos que pueden ser sus seres queridos si les diera una oportunidad. Tenga una conversación con alguien en quien confíe y cuéntele todo lo que le está pasando. Puede llamarlos en momentos en que se sienta desesperado y solo.

Capítulo Cinco: Efectos Físicos del TPA

Dieta

Las dietas conllevan graves peligros para la salud. La investigación ha demostrado que la dieta yoyó, que es el ciclo recurrente de pérdida y aumento de peso, cambia el metabolismo y la composición del cuerpo en maneras que dificultan la pérdida de peso en intentos posteriores.

Efectos de la Privación de Alimentos y la Pérdida de Peso Poco Saludable

Más estudios han demostrado un vínculo entre las personas con fluctuaciones de peso debido a una dieta excesiva y enfermedades cardiovasculares. El riesgo de muerte por enfermedad cardíaca es alto en personas que hacen dieta en exceso. Hacer dieta es más peligroso de lo que mucha gente cree porque la pérdida de peso innecesaria y la privación de alimentos tienen muchos peligros para la salud física y psicológica.

1. Se vuelve extremadamente sensible al frío, sufriendo de manos y pies fríos.

2. Su ciclo de sueño se ve afectado y experimenta alteraciones del sueño, como despertarse antes de lo habitual o con frecuencia durante la noche.

3. La vejiga pierde fuerza. Orina con más frecuencia de lo que está acostumbrado.

4. El crecimiento del vello corporal se dispara. Esos molestos pelos brotan en lugares que suelen estar desnudos. Por ejemplo, vello en la barbilla y el pecho para las mujeres.

5. Experimenta una circulación sanguínea deficiente y un pulso débil, lo que puede provocar desmayos.

6. Los huesos se vuelven muy finos, lo que puede provocar fracturas e incluso deformidades. Caso en cuestión: osteoporosis en la que los huesos carecen de calcio y fósforo. Estos dos minerales contribuyen a la fuerza de los huesos. La osteoporosis no debe confundirse con la osteogénesis imperfecta (también llamada enfermedad de los huesos frágiles), que es genética.

7. La menstruación se vuelve irregular o cesa por completo.

8. El estómago se reduce a un tamaño anormal. Siente incomodidad después de comer una pequeña cantidad de comida.

9. Experimenta estreñimiento recurrente y frecuente.

10. Anemia debido a que la médula ósea donde se fabrican los glóbulos blancos y rojos comienza a funcionar mal.

11. Daño hepático por desnutrición. Esta afección causa una deficiencia de proteínas corporales e hinchazón de piernas y tobillos.

12. Picos o aumentos inusuales en el nivel de colesterol en sangre.

13. Sufre fatiga generalizada, que puede provocar parálisis o debilidad muscular.

14. Existen casos de retraso en el crecimiento y pubertad retrasada en las personas más jóvenes.

Efectos Físicos del Ciclo Atracones-Purgas

El ciclo de atracones-purgas es un hecho común para ciertos trastornos alimentarios como la bulimia nerviosa, las personas con anorexia que se dan atracones y algunas personas con trastorno por atracón. No es de sorprender que inducir el vómito tenga varios efectos adversos. Estos efectos son comunes en personas que lo han hecho repetidamente y con frecuencia durante un tiempo. Los efectos varían de leves a severos, como verá a continuación:

• Los dientes sufren daños. Los vómitos frecuentes y repetidos causan un daño severo a los dientes. La superficie interna del esmalte dental se erosiona gradualmente. Los tejidos gingivales que recubren la boca pueden deteriorarse y provocar llagas en la boca. El paciente también podría sufrir de sequedad en la boca, una condición médica llamada xerostomía. Los empastes dentales no se ven afectados, pero pueden sobresalir en relación con la superficie del esmalte dental.

Dado que el vómito contiene ácidos del estómago que erosionan el esmalte dental, la caries dental se detiene una vez que se detiene el vómito. El daño es irreversible, pero no degenerativo. Cepillarse los dientes inmediatamente después de vomitar o enjuagarse la boca con agua después de vomitar acelera la caries y la sensibilidad dental en lugar de prevenirla. La razón para retrasar el cepillado o el enjuague es que los ácidos gástricos producidos por el revestimiento del estómago necesitan algo de tiempo (al menos una hora) para asentarse. El cuidado bucal realizado inmediatamente después hace que los ácidos penetren aún más en el esmalte, agravando la caries dental.

• Las glándulas salivales se hinchan. Hay tres glándulas principales en la boca responsables de producir saliva. Son las glándulas submandibular, parótida y sublingual. De las tres, las glándulas parótidas son las más afectadas. Las glándulas parótidas, ubicadas detrás de la boca, encima de la mandíbula y al lado de la oreja, solo son visibles cuando están muy inflamadas.

Esta condición es común en las personas que vomitan con regularidad y a propósito. La hinchazón es generalmente indolora, pero la producción de saliva aumenta al doble. La inflamación de la glándula parótida le da al rostro una apariencia regordeta y redondeada. Debido a que las mejillas suelen estar inflamadas, el síntoma se denomina "mejillas de ardilla".

Estas personas ven sus caras redondas y asumen que todo su cuerpo también debe estar redondeado y grueso. Esta condición física aumenta su preocupación por su peso y forma, empeorando aún más el trastorno alimentario. La hinchazón es reversible y desaparece lentamente una vez que se detiene el vómito.

● La garganta sufre daños. La forma más común de inducir el vómito es estimular manualmente el reflejo nauseoso. El método más común para estimular el reflejo nauseoso o faríngeo es introducir el dedo en la parte posterior de la garganta. Su dedo toca la parte posterior de la lengua y el área alrededor de las amígdalas.

Esta acción provoca espasmos que fuerzan la salida de alimentos u otras sustancias de la cavidad bucal. Este proceso puede ser largo y complicado y, a veces, requiere más fuerza, lo que causa heridas superficiales en la parte posterior de la garganta. Estas heridas causan mucho dolor al comer y hablar y son propensas a las infecciones. La ronquera, la amigdalitis recurrente o el dolor de garganta son bastante comunes.

● El esófago sufre. Los vómitos violentos pueden romper las paredes esofágicas (el tubo muscular que conecta la boca con el estómago), pero esto ocurre con poca frecuencia. Los vómitos repetidos aumentan los riesgos de rotura del esófago (llamados desgarros de Mallory-Weiss), lo que requiere atención médica inmediata. Los vómitos frecuentes lo ponen en riesgo de inhalar el vómito. Esta afección lo predispone a infecciones del tracto respiratorio superior y debilita los músculos en la base del esófago, lo que lleva a una afección conocida como enfermedad por reflujo gastroesofágico (ERGE). Si nota sangre fresca en su vómito (una condición que los profesionales médicos llaman hematemesis), busque ayuda médica de inmediato.

- Las manos corren el riesgo de sufrir daños. Este es otro efecto secundario de estimular manualmente el reflejo nauseoso con los dedos para inducir el vómito. Es muy dañino para la piel de los dedos, particularmente los nudillos. Las primeras abrasiones que aparecen en la mano se deben a la fricción entre la mano y los incisivos. Estas abrasiones, conocidas como signo de Russell, llevan el nombre de su identificación y descripción por Gerald Francis Morris Russell, un psiquiatra británico, a raíz de su publicación de 1979 sobre bulimia nerviosa.

- Existe un desequilibrio significativo de líquidos y electrolitos. Los efectos físicos de la inducción repetida del vómito pueden poner en peligro la vida. Estos efectos son especialmente ciertos para las personas que tratan de "enjuagarse" el estómago bebiendo agua e induciendo el vómito hasta que el vómito se vuelve transparente, libre de partículas de comida. El vómito por sí solo afecta la hidratación y los niveles de electrolitos, por lo que los vómitos constantes pueden dejar a una persona gravemente deshidratada.

El tipo de desequilibrio electrolítico más perturbador se llama hipopotasemia, que significa niveles bajos de potasio. Esta afección puede causar irregularidades en los latidos del corazón potencialmente letales (arritmia). Si nota que tiene latidos cardíacos irregulares, busque atención médica de inmediato. Algunas señales de que tiene un desequilibrio de electrolitos o líquidos incluyen mareos, fatiga, letargo, hinchazón de las extremidades, sed extrema, espasmos musculares y tics, etc.

Aunque las personas que pasan con frecuencia por el ciclo de atracones y purgas suelen tener algún desequilibrio de electrolitos y líquidos, la mayoría no experimenta síntomas. Aquellos que muestran síntomas de desequilibrio electrolítico se ven afectados levemente. También es fundamental comprender que otros problemas de salud pueden causar estos síntomas; por lo tanto, no siempre son indicadores de una anomalía subyacente de electrolitos y líquidos.

El desequilibrio electrolítico es reversible y cesa cuando cesa el vómito. Rara vez requiere atención médica por sí solo. Cualquier tratamiento para el desequilibrio electrolítico debe ser supervisado por un profesional médico. Nunca intente tratarlo por su cuenta. Un pequeño número de personas induce el vómito con productos químicos y otros eméticos. Por ejemplo, pueden beber agua muy salada para vomitar. Esto es muy peligroso y es otra causa de desequilibrio electrolítico. Otros usan medicamentos sin receta para inducir el vómito, una práctica igualmente dañina.

Efectos Físicos del Abuso de Laxantes

Algunas personas con trastorno por atracón toman laxantes para controlar su peso controlando la absorción de alimentos mediante purgas. Esta práctica no es tan común como los vómitos autoinducidos. Algunas personas llegan a tomar entre 60 y 100 píldoras laxantes a la vez. ¡Ay! Probablemente no sepan que no importa la cantidad de laxantes consumidos, los laxantes no tienen tanto efecto sobre la absorción de alimentos como creen.

Los laxantes actúan en el tracto digestivo inferior, mientras que la absorción de alimentos se produce en la parte superior del tracto gastrointestinal. En su lugar, se producen heces acuosas, lo que conduce a una pérdida de peso debido a la pérdida de agua. ¿Recuerda lo que dije sobre el agua que constituye el 60% de nuestro peso corporal? La pérdida de peso puede ser notable, pero es de muy corta duración, ya que el peso se recupera después de la rehidratación. Sin embargo, estas personas consideran que esta pérdida de peso es muy gratificante porque creen que es una prueba del efecto laxante sobre la absorción de los alimentos.

El abuso de laxantes, como los vómitos autoinducidos, conlleva anomalías peligrosas en los electrolitos y líquidos y síntomas similares a los que mencioné anteriormente. Las personas que abusan de los laxantes y también inducen el vómito tienen un mayor riesgo de malestar.

Ciertos laxantes pueden causar daños permanentes al intestino cuando se usan durante períodos prolongados y se toman en dosis altas. Los efectos físicos generalmente no son irreversibles porque las personas que emplean esta práctica con regularidad pueden rehidratarse adecuadamente en aproximadamente una semana si dejan de usarla inmediatamente.

Abandonar esta práctica de golpe conducirá a un aumento de peso temporal, lo que puede ser muy preocupante para algunos. Muchas víctimas de abuso de laxantes no pueden hacer frente a los efectos secundarios de dejar este hábito, empujándolas de vuelta a los brazos de sus laxantes. Es por eso que las personas deben comprender que el aumento de peso es un efecto secundario de la hidratación, no de los alimentos, y desaparecerá en cuestión de semanas.

Efectos Físicos del Abuso de Diuréticos

Al igual que los laxantes, los diuréticos hacen que pierda agua, pero a diferencia de los laxantes, actúan provocando una micción excesiva. Esta pérdida de peso es de corta duración porque se recuperará después de la rehidratación. Cuando se consumen con regularidad y en grandes cantidades, los diuréticos pueden causar un desequilibrio de electrolitos y líquidos, ambos potencialmente letales, pero reversibles si se suspende inmediatamente. Al igual que los laxantes, los diuréticos pueden hacer que las personas experimenten un aumento de peso temporal después de dejarlos.

Efectos Físicos del Ejercicio Excesivo

El ejercicio extremo es otra práctica poco saludable en la que se involucran los comedores compulsivos. Pueden hacer ejercicio en exceso para alterar su peso o su forma. Estos arduos entrenamientos parecen ir muy bien al principio.

Los comedores compulsivos nunca notan el daño que están haciendo a sus cuerpos hasta que tienen un peso muy bajo o sufren lesiones musculares debido al entrenamiento excesivo. Para las personas anoréxicas que también comen en exceso, algunos ejercicios son peligrosos porque pueden causar fracturas óseas.

Efectos Físicos de Tener un Bajo Peso Corporal

Muchas personas no son conscientes de los efectos adversos de estar por debajo del peso saludable. Las personas pueden parecer sanas y aun así estar por debajo del peso saludable porque su peso en relación con su altura, edad y tipo de cuerpo es inadecuado. Estar por debajo del peso saludable es uno de los efectos del trastorno por atracón y tiene las siguientes consecuencias físicas:

1. Afecta al cerebro. Las personas por debajo de su peso saludable han reducido significativamente la materia gris y blanca en sus cerebros. Hacer dieta empeora las cosas porque nuestro cerebro necesita energía. Cuando esta energía es limitada o escasa, nuestro cerebro no funciona correctamente. Todos esos kilos que planea perder para ser aceptado por la sociedad pueden llevar a un recuento sanguíneo bajo. Los glóbulos rojos (hemoglobina) transportan oxígeno al cerebro para ayudar a su función. Cuando está desnutrido, la hemoglobina es escasa, lo que priva a su cerebro de los nutrientes necesarios para las capacidades cognitivas.

2. Sufre la circulación sanguínea. Tener el peso muy bajo tiene efectos adversos sobre el corazón y la circulación sanguínea. El músculo cardíaco sufre atrofia, lo que resulta en un corazón débil y un suministro de sangre inadecuado al resto del cuerpo. La presión arterial cae en picado y la frecuencia cardíaca se reduce

significativamente. Esto pone a la víctima en un mayor riesgo de desarrollar arritmia, irregularidades en los latidos del corazón, especialmente cuando se acompaña de un desequilibrio de electrolitos y líquidos. Si tiene un latido del corazón que es inferior a 50 latidos por minuto o es irregular, consulte a un médico de inmediato.

3. Desequilibrio hormonal. Cuando está por debajo de su peso saludable, el cuerpo entra en modo de supervivencia para mantenerlo con vida. En el modo de supervivencia, el cuerpo conserva energía al cesar todas las funciones no esenciales, incluida la producción de ciertas hormonas. Este desequilibrio da como resultado una producción reducida de hormonas sexuales, que afecta principalmente a las mujeres porque se vuelven infértiles. Los hombres tampoco se quedan fuera. Una alteración del equilibrio hormonal puede provocar una disminución del vello corporal general y disfunción eréctil. Para ambos sexos, la libido o la capacidad de respuesta sexual también caen en picado.

4. Huesos frágiles. Tener el peso muy bajo puede afectar y afectará significativamente la resistencia ósea. No tengo la menor idea de cómo lo hacen los aerívoros, pero su cuerpo necesita calcio, fósforo y zinc para desarrollar huesos y dientes fuertes. Con la desnutrición, hay una reducción significativa de la fuerza ósea. Este efecto secundario se debe en parte a cambios hormonales y en parte a la disminución del peso corporal. Los huesos ya no tienen ninguna presión para soportar el peso de su cuerpo. Como resultado, se debilitan. Condiciones como estas ponen a los pacientes en alto riesgo de fracturas y osteoporosis.

5. Sistema digestivo deteriorado. Los pacientes con bajo peso corporal pueden experimentar una sensación persistente de hambre, aunque esto no es algo común. Las papilas gustativas sufren una sensibilidad reducida, lo que lleva a las personas a recurrir a grandes cantidades de especias y condimentos para obtener sabor. El intestino comienza a funcionar muy lentamente, probablemente para

maximizar la absorción de alimentos. Los alimentos permanecen en el estómago más tiempo de lo habitual, porque un metabolismo disminuido implica que se mueven muy lentamente a través del intestino delgado. Esto explica por qué las personas con bajo peso se sienten llenas incluso después de comer muy poco.

6. Pérdida de fuerza muscular. Además de la pérdida de fuerza ósea, también hay debilidad o desgaste muscular. Esta condición se llama atrofia. El desgaste muscular da como resultado una mayor sensación de letargo al realizar actividades que le habrían resultado fáciles de desempeñar si tuviera el peso corporal ideal. La pérdida de fuerza muscular es más notoria al intentar levantarse de una posición sentada o en cuclillas, o al subir escaleras.

7. Mala condición de la piel y el cabello. Este efecto es diferente para diferentes personas. El lanugo, una forma de vello suave, puede crecer en el abdomen, los brazos, la cara y la espalda. Puede haber una pérdida significativa de cabello en el cuero cabelludo. La piel generalmente se seca y tiene un tono anaranjado, como un mal bronceado.

8. Mala regulación de la temperatura. El cuerpo experimenta una caída significativa de la temperatura que provoca escalofríos, especialmente en manos y pies.

9. Malos hábitos de sueño. El sueño también se ve muy afectado, con una alta probabilidad de despertarse con frecuencia antes de lo habitual.

Efectos Físicos en el Embarazo y la Fertilidad

El vínculo entre el trastorno por atracón y los problemas de fertilidad aún no está claro por varias razones. Hacer dieta, tener un peso corporal demasiado bajo y perder peso en general afectan a la fertilidad sin lugar a dudas, pero aún se están realizando investigaciones para confirmar si los atracones por sí solos influyen en la capacidad reproductiva. Es esencial tener en cuenta que estos efectos no son irreversibles y pueden solucionarse una vez que se trata el trastorno alimentario.

Del mismo modo, no se sabe mucho sobre el vínculo entre el trastorno por atracón y el embarazo. La mayoría de los estudios realizados sobre los trastornos alimentarios se centraron en la bulimia nerviosa. Sin embargo, los experimentos sociales muestran que los atracones se reducen significativamente cuando una mujer se da cuenta de que está embarazada. La necesidad de dejar este hábito surge de un fuerte deseo de proteger al feto, evitando así con éxito los atracones durante el embarazo. El uso de laxantes y los vómitos autoinducidos disminuye significativamente. Algunas mujeres embarazadas pueden darse atracones debido a los antojos, pero no por las emociones negativas.

Alrededor del segundo trimestre en adelante, muchas mujeres con TPA tienden a no preocuparse tanto por su apariencia o peso. Esto se debe a que ya no se hacen responsables de los cambios corporales, ya que no lo son. Reconocen que estos cambios físicos son inevitables y deben aceptarse.

Otras optan por darse atracones hasta que ya no puedan hacerlo más. Esta tendencia a comer sin control porque "el bebé lo necesita" duplica su riesgo de aumento de peso, lo que lleva a complicaciones durante el embarazo y el parto. También significa que tendrán más peso que perder después del parto.

Por otro lado, hay mujeres embarazadas que sufren de trastorno por atracón que temen cualquier forma de aumento de peso. Por lo tanto, hacen mucho ejercicio, hacen dieta estricta y, a veces, recurren a los laxantes y al vómito inducido. Este círculo vicioso da como resultado un aumento de peso mínimo o nulo, pero sus bebés pueden tener muy poco peso o sufrir defectos del tubo neural (cerebro y médula espinal). Los bebés con poco peso, en particular, corren el riesgo de sufrir posibles consecuencias a largo plazo.

Capítulo Seis: Quererse a Uno Mismo

Problemas de Imagen Corporal

La lucha con la imagen corporal es un factor crítico en el ciclo de atracones y purgas. En este viaje de sanación, se hará un gran favor si comprende la raíz de estas imágenes corporales distorsionadas y cómo la mayoría las interioriza.

Los medios de comunicación y la industria de la moda. Innumerables estudios han analizado el papel que juegan los medios de comunicación y la industria de la moda en la creación y el mantenimiento de estas ideas distorsionadas del cuerpo perfecto en el mundo occidental. Desde una edad muy temprana, nos inundan las imágenes de personas que son anormalmente delgadas y "perfectas". Estas fotos suelen estar muy retocadas con Photoshop, lo que nos permite internalizar estos cuerpos delgados irreales que son imposibles de lograr como objetivos de nuestro cuerpo.

El número de personas que recurren a la cirugía estética y otros programas de cambio de imagen va en aumento, creando y reforzando la ilusión de que la cirugía plástica resuelve el "problema de la apariencia". ¿Su nariz parece demasiado larga? Arréglelo.

¿Quiere una sonrisa más brillante que el flash de su cámara? Póngase carillas. El michelín que habría desaparecido después de unos meses de ejercicio y una alimentación saludable es cortado y raseado a la perfección a punta de bisturí. Esto solo promueve la idea de que todos deben ajustarse al concepto de belleza dictado, que en realidad cambia cada década.

Más hombres parecen estar subiéndose a este tren de ideales de belleza poco realistas, lo que lleva a una mayor negatividad sobre su apariencia. Esta negatividad aumenta aún más después de revisar revistas de moda, pornografía de imagen corporal o anuncios en televisión. Esto ha llevado a algunos países a emitir prohibiciones gubernamentales u orientación contra esto, como prohibir el uso de modelos increíblemente delgados o tratar de educar a las generaciones más jóvenes para crear conciencia sobre la positividad corporal.

Luego están las redes sociales. El flagelo de la generación actual. El lugar donde pasamos gran parte de nuestro tiempo. Un universo virtual donde los 'me gusta' parecen determinar el valor de todo. Algunas personas no tienen idea de que aquellos con una fuerte presencia en las redes suelen organizarlo todo con sumo cuidado. Alrededor del 60% de los usuarios se toman el tiempo para editar sus selfies antes de subirlos, alterar su tono de piel, eliminar imperfecciones o incluso reducir el tamaño corporal. Esta cultura solo conduce a comparaciones sociales inútiles y poco saludables en las que se hunde aún más en ese pozo del odio a sí mismo.

Fat talk: ¿Alguna vez escuchó el término antes? Tal vez esa hermosa amiga suya de piel clara hablando de sus brotes de acné y teniendo que tener mucho cuidado para no "estropear su cara aún más". Otro ejemplo clásico, después de un examen importante en la escuela, el estudiante estrella se queja mucho. Su tono monótono consiste en que le preocupa que pueda fallar. Se llama alardeo humilde y es un hábito practicado más por mujeres que por hombres. Da como resultado que la otra parte se sienta muy inadecuada. Sin embargo, es un desafío decirles a estas personas que se callen porque aparentemente parecen humildes.

Hay otras variaciones de esto, como una amiga que se queja de lo terrible que se ve cuando en realidad se ve perfecta y probablemente lo sepa mientras le asegura lo bien que usted se ve con un atuendo con el que no se siente bien. El ejemplo clásico ocurre cuando dos personas hablan de cómo una persona no debería usar ciertos atuendos a su edad, peso o posición social.

Esto puede parecer inofensivo y como una pequeña charla inocente para las personas que participan en este comportamiento, pero es hiriente y hace que las víctimas se sientan mal consigo mismas y con su apariencia, más aún si el receptor de este comportamiento tiene un trastorno alimentario.

Contras de la atención discriminatoria y la comparación con otras personas:

Se realizó un estudio sobre el trastorno por atracón, con voluntarios como una combinación de personas con y sin TPA. Se les mostraron fotografías de sus cuerpos y los cuerpos de otras personas y se les pidió que señalaran las partes más feas y hermosas del cuerpo. Mientras lo hacían, se utilizaron evaluaciones realizadas con tecnología de seguimiento ocular para medir cuánto tiempo y con qué frecuencia miraban las partes hermosas y feas.

Las personas con TPA miraron durante más tiempo las supuestas partes feas de su cuerpo y menos las partes feas de los demás, mientras que los voluntarios sin TPA tenían la mirada fija en las partes más hermosas del cuerpo que pertenecían a los demás. Las personas con TPA prestan atención discriminatoria a aspectos de sí mismos que no les gustan y tienden a ser más duros consigo mismos que con los demás. Esta autocrítica refuerza los malos hábitos alimenticios porque juicios como estos les hacen sentir una variedad de emociones negativas.

La dura autocrítica les lleva a creer que los demás les ven como ellos se ven a sí mismos. No es raro ver a las personas afectadas por TPA quejarse amargamente de cómo esta atención discriminatoria injusta contra ellos mismos afecta sus vidas y relaciones con los demás.

Ahora más que nunca, el amor propio es un requisito previo para la felicidad. La sociedad y nuestros espejos no facilitan la vida. Si su imagen detrás de un vidrio pintado le causa tanto dolor, no se preocupe más. La ciencia no necesita probar lo que ya sabemos: que los espejos no son los mejores jueces de cómo nos vemos porque distorsionan la misma imagen que reflejan.

Examinar excesivamente el cuerpo y buscar reafirmación. Hay personas con TPA que pasan una cantidad excesiva de tiempo evaluando las partes del cuerpo que no les gustan, revisándolas una y otra vez desde varios ángulos. Pasan una cantidad de tiempo obscena midiendo diferentes partes del cuerpo, especialmente aquellas que no les gustan. Este comportamiento obsesivo es inútil y poco saludable. A veces se ve acompañado de la búsqueda continua de validación por parte de los demás sobre su apariencia.

Hay otros, sin embargo, que evitan totalmente el contacto visual con su cuerpo. Algunos incluso llegan a esconder todos los espejos o apartar la mirada cuando están desnudos. Quizás se pregunte cómo pueden ser malas la verificación corporal, la evitación y la búsqueda continua de validación, considerando que realmente no dañan a nadie. Aunque reducen la infelicidad y la ansiedad acerca de su apariencia durante un breve período, después de un tiempo, todos estos sentimientos regresan con más fuerza que antes. Llegados a este punto del libro, examinemos la conexión entre las emociones negativas y la alimentación compulsiva.

Familiarícese con su cuerpo

1. Cierre los ojos y toque suavemente su cuerpo. Comience con toques ligeros como una pluma y lentamente convierta el movimiento en una caricia. Comience con su cara y muévase lentamente hacia abajo.

Sienta bien todas las partes de su cuerpo mientras desciende. ¿Cómo se siente debajo de las yemas de los dedos? ¿Su piel se siente suave o áspera, fría o cálida? ¿Siente los latidos de su corazón debajo de su palma? ¿Siente que su caja torácica se expande al respirar? ¿Se siente cómodo tocando su piel o es una sensación aterradora y desagradable?

2. Ahora muévase hacia una pared y póngase con la espalda recta, la cabeza y los hombros presionados firmemente contra ella. ¿Cómo se siente?

3. Camine por el espacio como si estuviera orgulloso de su apariencia. Mantenga la cabeza erguida, pero asegúrese de no estirar demasiado el cuello o la cabeza.

4. Elija cualquier canción lenta que le guste y mueva su cuerpo suavemente al ritmo. Ahora cambie la canción a algo alegre. Baile como si nadie le estuviera viendo.

5. Para este paso, comience con una parte del cuerpo que le guste. Toque esta parte suavemente, aplique un poco de aceite y masajee suavemente. Ahora expanda el área y haga esto hasta que haya frotado todos los lugares donde sus manos puedan alcanzar.

Cuidando de su cuerpo

• Asegúrese de dormir lo suficiente y que el sueño sea de calidad.

• Haga una lista de las cosas que puede hacer por o con su cuerpo que sepa que lo harán sentir bien. Podría dar un paseo, tomar el sol, cuidar el jardín, nadar, cortarse el pelo, bailar, darse un baño con aceites esenciales, ir al spa, etc.

• Relájese de vez en cuando. Es una excelente manera de rejuvenecer la mente y el cuerpo.

Otros Consejos Útiles

• Gestionar la evitación, la búsqueda de validación constante y el control corporal. Observe y anote la frecuencia con la que hace estas cosas y el tiempo que dedica a hacerlas. Elabore un plan para reducir estas cifras tan gradualmente como le resulte cómodo. Si tiene el hábito de buscar continuamente la reafirmación por parte de un amigo o ser querido en particular, hable con él y pídale que no le dé la validación que busca porque no es saludable y los efectos son de corta duración. Puede decirles que le recuerden la vez que les pidió que no le reafirmaran. Deberían abrazarle o hacer algo que prefiera en su lugar.

• Debe aceptar y ser amable con las partes del cuerpo descuidadas y menos queridas. Este ejercicio requiere que imagine esa parte del cuerpo que no le gusta; su barriga que desea que desarrollara abdominales como una tableta de chocolate, sus grandes muslos o mandíbula cuadrada. Ahora se escribirá una carta desde esas partes del cuerpo. Déjeles que le digan cómo se sienten, qué hacen por usted y cómo ayudan a otras partes del cuerpo a cuidar de usted. Deles la oportunidad de hablar.

• Aceptar la causa de sus problemas de imagen corporal. ¿Sabe si las percepciones negativas que tiene sobre su cuerpo están relacionadas con experiencias de su pasado, como que sus primos se burlaran de su aspecto o peso? ¿Fue acosado en casa o en la escuela?

Cuando descubra la causa de su odio a usted mismo, lo primero que debe hacer es escribir una carta a quien le traumatizó hace tantos años y decirle lo que hizo y cómo le hizo sentir. Ahora escríbase una carta a usted mismo como respuesta a ellos. Discúlpese como si viniera de ellos.

Finalmente, escriba una carta compasiva y reconfortante a su yo más joven, el que experimentó todas esas cosas horribles. Si pudiera hablar con esa persona, ¿qué cosas reconfortantes o tranquilizadoras le diría? Escríbalo todo y repase todas las letras. ¿Cómo le hacen sentir?

Aprenda a Vivir con Su Cuerpo

Tengo una amiga. Llamémosla Sally. Sally me llamó a finales del verano pasado para decirme que se le ocurrió una idea para lidiar con sus problemas de imagen corporal y me pareció brillante. Compiló una lista de cosas que normalmente evitaría debido a su apariencia, comenzando con las cosas que más evitaba y por qué, hasta las cosas que evitaba, pero que menos temía. Esta lista es precisamente lo que me mostró durante nuestra cena bimensual.

• Ir a la playa o nadar en bikini. Prácticamente imposible.

• Baile lento con cualquier hombre. Me resulta insoportable estar tan cerca físicamente de alguien.

• Al asistir a una fiesta, tengo miedo de conocer gente nueva porque me pregunto de qué hablaría. Siempre he tenido miedo de quedarme sin cosas de las que hablar y quedarme fuera de todas las conversaciones.

• Ir a un restaurante con familiares o amigos. ¿Cómo me verán después de verme comer?

- Usar una falda ajustada. Me siento insegura acerca del tamaño de mi vientre y mi cintura.

- Al vestirme con trajes de manga corta, tengo los brazos flácidos.

- Al vestirme con ropa de colores brillantes, siempre he sentido que solo los loros, las piñatas y los ositos de goma deben ser tan brillantes. No me gusta llamar la atención sobre mí.

Se necesitan agallas de acero para acorralar a sus miedos de esa manera y darse una línea de tiempo para aplastarlos como si estuviera tachando tareas en una lista de tareas pendientes. Compile una lista similar usted mismo y abórdelas una tras otra a su propio ritmo. Puede comenzar con las fáciles esta semana y avanzar lentamente hacia las más difíciles. Estas tareas deben estar en su plan para la semana, como objetivos semanales. Si decide darle una oportunidad, no espere que sea un juego de niños.

Sally me dijo en confianza que tuvo ataques de pánico cuando fue a comprar un bikini. Su cara estaba roja. Su corazón pareció detenerse por un segundo entero. El dependiente de la tienda tuvo que darle una bolsa de hielo para alejar su mente del miedo. Le aconsejo que permanezca abierto a las dificultades y la ansiedad. Tendrá que empezar a hacerlo.

10 Famosos con Trastornos Alimenticios

Los trastornos alimenticios afectan a muchas personas, incluidas las aparentemente intocables estrellas. Debajo del glamour, las sonrisas y la apariencia de perfección de color rosa que vemos en la alfombra roja son muy humanos y tienen los mismos problemas que todos los demás. Veamos lo que dijeron sobre su rehabilitación.

1. Demi Lovato: estrella del pop y juez de Factor X, Demi habló sobre sus problemas con su apariencia y su rehabilitación de un trastorno alimentario. En el podcast de Ashley Graham el 19 de febrero de 2020, Demi habló de su batalla con la imagen corporal y la autoestima desde los tres años, que desembocó en la alimentación compulsiva a los ocho años.

Demi sufrió de bulimia cuando era adolescente y comenzó a autolesionarse. Estuvo tan mal que abandonó su gira con los Jonas brothers en 2010 para buscar ayuda profesional. Además de marcar su piel, luchó con sentimientos de vergüenza y trastorno bipolar. Como muchos de nosotros, Demi siempre se comparó con modelos de Instagram en la red.

Dicho por ella: "Admito que he llegado muy lejos física y emocionalmente, y nunca me he sentido más orgullosa de mi progreso como hoy. Mirando hacia atrás, me siento triste por haberme tratado tan duramente cuando era más joven. Creía firmemente que debería parecerme a todos los demás, pero con el tiempo, me di cuenta de que la belleza viene de adentro y de aceptar quién eres. Cuando comencé a cuidar mi alma, mente y cuerpo, aprendí que no necesitaba adaptarme a la idea de nadie sobre lo que es "normal". Poco a poco, empecé a amarme a mí misma ".

2. Melanie Chisholm: esta estrella, conocida popularmente como la Spice Girl deportista, habló sobre cómo la maternidad la ayudó en su viaje hacia hábitos alimenticios saludables y amor propio. Ella dijo: "Cuando era miembro de las Spice Girls, era muy estresante estar siempre en el centro de atención, y esto me llevó a una relación tóxica con el ejercicio y la comida. Fue una obsesión. Para el año 2000, ella sufría de anorexia, TPA y depresión, todo en un intento por convertirse en la Spice Girl "perfecta".

Ella dijo: "Estaba preocupada por todo lo que comía y dejé de comer muchos grupos de alimentos, como las proteínas y los carbohidratos. Vivía de verduras, frutas y muy poco más. Cuando me di cuenta de que estaba embarazada, supe casi de inmediato que tenía que hacerlo mejor, que tenía que estar sana si quería darle a Scarlet la nutrición que necesitaba para crecer fuerte, en forma y saludable ".

3. Paula Abdul: La cantante, ex juez de American Idol y actual juez del programa *So You Think You Can Dance* confesó su batalla de 15 años con la bulimia. En una entrevista con la revista People, admitió que tenía sesiones de entrenamiento extremadamente largas, lo que la llevó a comer en exceso. "Siempre tenía la cabeza en el inodoro, vomitando mi comida y mis sentimientos". Después de recibir ayuda profesional, Paula admite en sus propias palabras: "Hay tres cosas que debo hacer todos los días. Hacer ejercicio físico durante una hora, nunca saltarme una comida y aceptar la forma y el tamaño con los que fui creada. Tenía momentos en los que me sentaba y me decía a mí misma: "Te arrepientes de lo que acabas de comer y eso no es saludable. ¡Para!".

4. Jane Fonda: Esta estrella siempre ha hablado muy abiertamente sobre su lucha contra la bulimia que duró varias décadas. En un reportaje revelador para Lenny Letter, habló del papel que jugó su padre en su trastorno alimentario. El solía enviar a la que era su esposa en aquel momento a decirme que "adelgazara y usara faldas más largas".

También admitió que tres de sus madrastras tenían la misma lucha con la comida, posiblemente un efecto secundario de estar casada con su famoso padre actor. Una de sus numerosas madrastras le contó todas las formas en que tendría que cambiar de cuerpo si quería un novio. "No fui lo que considerarías feliz desde la pubertad hasta los 50 años. Me tomó mucho más tiempo que la mayoría. Tenía 40 años cuando decidí hacer cambios duraderos en mi salud mental y física. La bulimia empeora a medida que envejeces porque se tarda más en recuperarse de un episodio. Mi vida entera estaba en juego. Sabía que tenía que elegir si vivir o no".

5. Snookie: Popularmente conocida por su participación en *Mira Quien Baila* (Dancing with the Stars), Snookie reveló sus problemas con la anorexia hace muchos años. Ella dijo: "Ser animadora fue lo más destacado de mi experiencia en la escuela secundaria, pero no diría que siempre fue fácil. Comencé a caer en la anorexia. Teníamos a estas pequeñas estudiantes de primer año apareciendo que pesaban alrededor de 30 kilos.

En ese momento, pensé que mi lugar en el equipo como Flier (animadora que es lanzada al aire y tiene la responsabilidad de ejecutar elementos estáticos o corporalmente cambiantes) estaba en peligro, así que recurrí a la inanición. Solo comía un plato de ensalada al día, que derivó en una galleta al día, luego una uva, y pronto, me quedaba sin comer nada durante unos tres días. Fue una auténtica pesadilla para mí ".

6. Stefani Joanne Angelina Germanotta (Lady GaGa): En una conferencia de mujeres jóvenes organizada por Maria Shriver, GaGa habló sobre su adolescencia, su lucha contra la bulimia y la anorexia desde los 15 años, y cómo deseaba ser una bailarina delgada, pero no podía dejar de ser una niña italiana con curvas que se atiborraba de albóndigas y pasta todas las noches.

Lady GaGa se embarcó en un proyecto en 2013 (Body Revolution), donde creó una sección en su sitio web con fotos sin editar de ella misma. Animó a sus seguidores a compartir sus supuestas imágenes imperfectas, para que pudieran aprender a aceptarse a sí mismos.

Ella dijo: "Las fluctuaciones de peso desde que era joven me han molestado muchísimo. Creía que no había ninguna cantidad de ayuda que pudiera hacer que el dolor desapareciera. A mi novio le encantan mis curvas, así que siempre me animaba a comer bien, estar sana, y no preocuparme por mi apariencia. Estoy más en paz que nunca, y no me pondré a merced del escrutinio nunca más. Estoy orgullosa de mi cuerpo sin importar el tamaño, y los amo a todos y me gustaría que también estuvierais orgullosos de vuestra apariencia".

7. Zoe Kravitz: La actriz que interpretó a un personaje anoréxico en The Road Within, (2013), más tarde habló sobre su lucha de 10 años contra la bulimia y la anorexia. Ella dijo: "Pasé por algunas dificultades entre los 16 y los 18 años". Zoe afirma que sintió mucha presión no solo por ser el centro de atención como la hija de la famosa Lisa Bonet, sino también por estar constantemente rodeada de supermodelos cuando estaba con su padre Leonard "Lenny" Kravitz.

La adolescencia ya viene con sus propias inseguridades, y para ella, esta fue la guinda del pastel. Una vez reveló en una entrevista en la edición de julio de la revista British Vogue, "Mi trastorno alimentario comenzó en el instituto y, como tal, tenía poco o nada que ver con la fama. Se trataba más de ser una mujer, la mujer perfecta. Me sentí bajo mucha presión ".

8. Russell Brand: Brand reveló haber lidiado con los atracones y la bulimia a los 11 años. "Fue algo inusual y sentí mucha vergüenza porque era un niño, pero la sensación era de euforia. Para mí, se trataba más de aislarme y alejarme de mi mismo. Me gustaba sentirme indeseable e inadecuado". Buscó ayuda profesional y puede presumir de estar curado ahora, con un plato, un cuerpo y una mentalidad más atractivos que cuando era adolescente. Sin embargo, admite que fue un viaje lleno de baches.

9. Troian Bellisario: La actriz de Pequeñas Mentirosas reveló que se volvió anoréxica debido a que se sintió presionada para que le fuera bien en la escuela. "Comencé a autolesionarme cuando aún era menor de edad". Una vez se sometió a vivir con tan solo 300 calorías al día. En algún momento, pensó que incluso eso era demasiada comida. "Simplemente quería hacer felices a mis padres y ser una chica perfecta para todos ... Sentí que, si hablaba sobre mi tristeza o cualquier emoción negativa, ellos podrían repudiarme. Me lo guardé todo para mí y terminé siendo más autodestructiva que nunca". Ella ha estado en rehabilitación por más de diez años, dice.

Bellisario estaba tan preocupada por su trastorno alimentario que le aterraba la maternidad. Después de quedar embarazada de su hija Aurora, aceptó los altibajos de la maternidad con la ayuda de su sistema de apoyo, un equipo de mujeres cercanas a ella. La película Feed de 2017, escrita y producida por ella y dirigida por Tommy Bertelsen, la muestra interpretando a una adolescente con un trastorno alimentario que lucha por reconstruir su vida hecha pedazos tras la muerte de su hermano gemelo. Ella admite que esta es la primera vez que enfrentó sus problemas pasados con la comida en la pantalla grande. El guión de la película la ayudó a comprender mejor su pasado. Habla sobre convertir una lucha en una forma de arte. ¡Así se hace, Bellisario!

10. **Evanna Lynch:** La actriz de Harry Potter, cariñosamente llamada Luna "Loony" Lovegood nació como la tercera de cuatro hijos de unos padres maestros de escuela, rodeada de animales de granja mientras crecía. A Evanna le diagnosticaron anorexia nerviosa a los 11 años. Ella revela que fue su amiga J.K Rowling quien la salvó. "Le dije (a JKR) que sus libros me ayudaron a seguir adelante, especialmente el personaje, Luna Lovegood. Le dije que realmente la admiraba. De hecho, me respondió y se convirtió en una consejera para mí. Me mostró que la anorexia no es creativa, sino destructiva, y que debería ser valiente para no ceder ante ella".

Evanna habló al Irish Times en 2016 sobre su trastorno alimentario y cómo pasó dos años en la clínica. Ella fue muy abierta sobre cómo las cartas escritas por J.K Rowling mientras estaba dentro y fuera de la clínica la ayudaron a vivir de nuevo. Ahora tiene un peso saludable.

Capítulo Siete: Alimentación Intuitiva

En este capítulo, estoy a punto de compartir una dieta que no es dieta. Imagine un plan de alimentación que le permita comer lo que quiera cuando lo desee, uno que se centre más en el bienestar que en la ingesta de calorías y el peso corporal. Cuando me encontré por primera vez con la idea de la alimentación intuitiva, suspiré profundamente de alivio. Finalmente, una dieta utópica, dije.

La Alimentación Intuitiva (AI) y comer intuitivamente no son la misma cosa. Comer de forma intuitiva es un aspecto de la AI basado en un método de alimentación. De manera similar a nuestros patrones de alimentación cuando somos recién nacidos, comer de manera intuitiva implica buscar comida cuando tenemos hambre o necesitamos algo de consuelo, deteniéndonos en el momento en que nos sentimos saciados o llenos. Pero cuando hablo de la Alimentación Intuitiva, me refiero a los métodos que nos ayudan a construir una relación saludable con la comida.

La Alimentación Intuitiva es un paradigma o un conjunto de principios para comer y conectar con los alimentos y su cuerpo. Resch y Tribole crearon este concepto para ayudar a las personas que puedan estar atrapadas en el ciclo de las dietas compulsivas y otros trastornos alimentarios, ayudándoles a reconectarse con sus instintos naturales de alimentación. Con este método, su decisión sobre cuándo y qué comer se basa estrictamente en los requisitos y la satisfacción de su cuerpo, no en reglas externas. Miles de profesionales clínicos utilizan este método hoy en día para ayudar a tantas personas como estén dispuestas a romper el ciclo aparentemente interminable de odio a sí mismos y atracones, y alentar a las personas a confiar un poco más en las señales de su cuerpo.

Los Diez Principios de la Alimentación Intuitiva

1. Rechace la mentalidad de dieta. Para ello, tendrá que deshacerse de todas las revistas y libros de dietas que prometen falsedades sobre perder peso de forma fácil, permanente y rápida. Suponga que hacer dieta no es la respuesta. Como Elsa de la película Frozen, debe "soltarlo".

2. Honre su hambre. Ignorar su hambre obliga a su cuerpo a desencadenar una necesidad primordial de comer en exceso, arrebatando el control de sus manos hasta que esté satisfecho. Una vez que cambia a la alimentación en piloto automático, todas sus intenciones de comer de manera moderada y consciente se esfuman sin dejar rastro. Aprender a reconocer sus señales biológicas es el primer paso para reconstruir la confianza entre usted y su cuerpo.

3. Aprenda a hacer las paces con la comida. Este principio requiere que pida una tregua y deje de odiar la comida. Deje de contar calorías. Permítase una autorización sin restricciones para comer. Si sigue diciéndose cosas como "No puedo comer esto", "No debería comer aquello", lo más probable es que acabe privándose de comer ciertos alimentos, lo que se convertirá en un impulso incontrolable, ergo, atracones.

Ilustraré esto contándole la historia del monarca sueco, el rey Adolf Fredrick. Era famoso por su glotonería y atracones. Más recordado por cómo murió que por cómo gobernó, el rey Adolf murió después de dar cuenta de una comida enorme en 1771 durante el festival de Mardi Gras.

Este rey celebró un banquete con caviar, carnes hervidas, nabos, chucrut, champán, arenques ahumados y langosta. Todo eso fue solo el aperitivo y el plato principal todo en uno. De postre, no comió uno, sino catorce Semlas, un postre tradicional sueco que consiste en un bollo relleno de crema servido en un enorme tazón de leche aromatizada con canela y pasas. Murió de indigestión poco después. Los atracones son una forma triste de hacerlo, pero al menos se fue al más allá con el estómago lleno.

Cuando elige pasar hambre durante mucho tiempo, su cuerpo finalmente anula su llamado pensamiento racional (tarde o temprano lo hará), haciéndole comer con una intensidad aterradora que desembocará en un atracón. La comida luego lo deja con una culpa y un arrepentimiento brutal en el mejor de los casos, y un esófago desgarrado y un estómago machacado en el peor.

4. Enfréntese a la policía de la comida. Confronte esos pensamientos que lo felicitan por comer casi nada y lo castigan por comerse una galleta. Nunca dude en ponerlos en su lugar. Recuérdeles (o a usted mismo) que su estilo se conoce como "mordisquear", no comer. En serio, comer como un pajarito pasó de moda hace mucho tiempo junto con los corsés con cierre de acero y las faldas de aro. Desacreditar a la policía de la comida es un paso crucial para redescubrir sus instintos alimentarios naturales.

5. Descubra el factor placer. Los japoneses se toman en serio el arte de la presentación de alimentos. Lo llaman moritsuke. Creen que tomarse el tiempo para preparar una comida de manera atractiva tiene beneficios fantásticos. En la Alimentación Intuitiva, esto es especialmente importante, porque ver nuestra comida es tan importante como consumirla. En un experimento científico realizado

sobre el comportamiento humano, los participantes en la investigación calificaron un plato de ensalada estéticamente bien presentado como más sabroso. Tenían la intención de pagar el doble del precio.

6. Aprenda a reconocer cuando está lleno. ¿Alguna vez escuchó la frase japonesa "Hara Hachi Bu"? Esta frase es una técnica de alimentación atribuida a Confucio, filósofo, figura política y maestro chino. La frase se traduce libremente como "Coma hasta estar lleno al 80%". Cualquier cosa que supere el 80%. es pura gula, se mire como se mire.

Cuando se da atracones, se llena en exceso, se desmaya o se encuentra a sí mismo sin poder salir del servicio durante días seguidos. Si va a empezar a reconocer cuándo está satisfecho, debe confiar en sí mismo para darle a su cuerpo la nutrición que necesita. Preste atención a las señales corporales porque su cuerpo tiene una especie de termostato incorporado que le da una señal inconfundible cuando está lleno. Observe estos signos y reconózcalos. Si todavía está aprendiendo a identificar las señales y los significados de su cuerpo, no se preocupe, simplemente deténgase en medio de su comida, verifique cómo sabe la comida, beba un poco de agua y luego evalúe su nivel actual de hambre.

7. Gestione sus emociones con compasión. La frase "Derrótelos con amabilidad" funciona no solo para los matones y vecinos entrometidos. Sería de gran ayuda si fuera amable consigo mismo y con sus emociones también. Lo primero que debe tener en cuenta es que las restricciones y privaciones alimentarias pueden desencadenar mental y físicamente en una pérdida temporal de control de la misma manera que lo hacen las emociones negativas.

Busque formas saludables de calmar, distraer, resolver y nutrir sus problemas. La soledad, la ira, la tristeza, la ansiedad y el aburrimiento son sentimientos experimentados a lo largo de la vida, cada uno con su desencadenante y apaciguamiento. Hay muchas formas de hacer esto y la clave es encontrar una buena distracción además de la comida. Un nuevo hobby servirá.

8. Muestre respeto a su cuerpo. Sea dueño de su talla, ya sea talla cuatro o talla 16. Por favor, no vaya a comprar pantalones que sean dos tallas más pequeñas. No entrará en ellos ni mañana ni la semana que viene. Incluso si lo hacen, harán que su trasero parezca un crepé. Debe respetar su cuerpo si quiere sentirse más cómodo en su piel. Rechazar la mentalidad de la dieta (punto número uno) será difícil si sigue siendo un crítico poco realista de su forma, peso y tamaño. Su cuerpo merece algo de dignidad y un descanso muy necesario.

9. Concéntrese en el movimiento. Deshágase de los entrenamientos más ortodoxos y simplemente realice actividades físicas que le hagan sentir bien. No estoy diciendo que deba tirar su Insanity Max 30 a la basura si realmente lo disfruta. Todo lo que sugiero es que deje que su enfoque cambie de la quema de calorías a la sensación de estar simplemente activo. Después de un entrenamiento, debe sentirse con energía, no agotado. Busque una actividad que le ayude a mantenerse entusiasmado con su salud y bienestar. No solo eso, sino que también debería mantenerle feliz por perder esos kilos.

10. Honre su salud con una nutrición sabrosa. Seamos francos, los batidos de hierba de trigo y col rizada saben a pis y hierba vegetal fermentada, incluso con arándanos. Pero, según los nutricionistas y aficionados a la salud, está repleto de antioxidantes, vitaminas, agentes antiinflamatorios, refuerzos inmunes y el poder de neutralizar toxinas. Aún así, es un gusto adquirido. Elija alimentos que respeten sus papilas gustativas y su salud, para que se sienta bien en general.

6 Mitos de la Alimentación Intuitiva

Mito Nº 1: Comer intuitivamente significa simplemente comer galletas y hamburguesas para siempre. Este concepto erróneo es el más extendido y es comprensible. Cuando ha pasado tanto tiempo evitando ciertos alimentos, incluso si se dio atracones con ellos durante los episodios porque son alimentos prohibidos, los deseará en las primeras etapas de la alimentación intuitiva. Se llama "Fase de luna de miel".

Durante estos primeros días, parece que nunca se cansará de las hamburguesas, las patatas fritas, los pasteles, las galletas Oreo fritas o lo que sea que haya etiquetado como prohibido. Pero esta fase acaba pasando. Generalmente, en el momento en que un alimento deja de ser considerado un tabú y ya no siente la necesidad de privarse de él, se vuelve como cualquier otro alimento.

Cuando eso finalmente suceda, le resultará más natural comer una gran variedad de comidas, incluidas las prohibidas. Muchas personas conservan ese antojo de pasteles, galletas y cosas por el estilo, pero también comienzan a apreciar y desear genuinamente otros tipos de alimentos, incluidas las verduras y otros alimentos saludables. Apuesto a que desearía haber sabido esto antes, o que se pudiera inyectar este conocimiento como una vacuna contra la gripe en las venas de sus hijos, especialmente si usted es el padre que tiene que ponerse literalmente un disfraz de zanahoria y bailar para hacerlos comer sus verduras.

Por otro lado, esto probablemente le parecerá un sueño poco realista si se siente atrapado en un ciclo interminable de atracón-dieta o atracón-purgas. No cree que nunca llegue a ser capaz de dejar de lado sus antojos o la culpa que siente cuando consume estos alimentos aparentemente malos. En realidad, siente un deseo incontrolable por estas cosas porque siempre se priva de ellas. ¿Alguna vez ha escuchado el dicho: "La gente quiere lo que no puede tener"? Negarle a su cuerpo determinados alimentos los hace más atractivos. La privación de calorías que sigue a esta negación hace que su cerebro responda más rápido a cualquier estímulo relacionado con la comida, especialmente a los que consideramos más atractivos. Pero en el momento en que deja la privación mental y física, reconoce estos alimentos como solo alimentos, no como algo que le atraiga irresistiblemente.

Se requiere tiempo, dedicación, apoyo y práctica constante para superar la fase de luna de miel porque cuanto más intenta detenerla, más sigue adelante. Para entonces, estará intentando volver a privar a su cuerpo indirectamente. Es posible seguir todos los principios de la Alimentación Intuitiva hasta el final, donde conscientemente elige vivir una vida eligiendo comidas que se ven y saben igual de bien.

Mito N°2: La alimentación intuitiva no es más que comer cuando tiene hambre y detenerse cuando se siente lleno. La alimentación intuitiva le enseña a honrar su hambre y aprender a reconocer sus señales de satisfacción. Sin embargo, es esencial recordar que esos son solo dos de los diez principios. Les insto a que los practiquen en relación con los demás principios.

Por ejemplo, adoptar la política de desafiar la mentalidad de dieta solo serviría para un propósito: convertir los principios del hambre y la satisfacción en reglas difíciles y casi imposibles. La obsesión por el peso y la dieta significa comer perfectamente. Practicar Hara Hachi Bu y reconocer sus señales de hambre y saciedad transformará la alimentación intuitiva en una dieta que podrá mantener de por vida.

A veces, sentimos la necesidad de comer en ausencia de hambre por el bien del cuidado personal. Por ejemplo, si sé que tengo una reunión larga en una hora, elijo comer ahora mismo o en 30 minutos porque no estoy seguro de cuándo o si tendré acceso a la comida. Este comportamiento es parte de tener una relación pacífica y respetuosa con la comida. Comer cuando no necesariamente tiene hambre sucede. Y está bien.

El principio de reconocer cuando está lleno puede ser muy complicado al principio, porque cuando las personas se encuentran en las primeras etapas de su recuperación de la privación, sus señales de satisfacción generalmente guardan silencio y es posible comer en exceso. Afortunadamente, esta fase no dura mucho porque, después de recuperarse de la privación, sus señales comienzan a normalizarse.

La Alimentación Intuitiva no se trata de seguir regulaciones específicas de comidas rápidas y estrictas. La vida no es un campo de entrenamiento de los Navy Seal, no todo es "frijoles, balas y aceite de motor". La comida puede ser un combustible y una terapia si practica escuchar a su cuerpo y a su mente con más atención.

Mito N°3: La alimentación intuitiva es un programa de pérdida de peso. La alimentación intuitiva NO es un plan para bajar de peso. Cualquiera que intente convencerlo de que la AI es una moda para perder peso está muy equivocado o solo está tratando de venderle otra dieta.

Algunas personas pierden algunos kilos sin querer cuando empiezan a practicar esta nueva relación con la comida. Aún así, otras personas recuperan temporalmente el peso que perdieron durante su período de privación o dieta. Otros pocos mantienen su peso. Según los expertos y las estadísticas de la investigación, la mayoría de los comedores compulsivos se han estado privando de ciertos alimentos de una forma u otra antes de decidirse a practicar la AI, por lo que en las primeras etapas suele haber un aumento de peso. No se preocupe. Esto es normal. Su cuerpo solo está reaccionando a la nueva confianza y aceptación entre ustedes dos.

Mito N°4: La alimentación intuitiva es imposible o peligrosa para las personas con trastornos alimentarios. Los principios de rechazar la mentalidad de dieta, establecer una tregua con la comida, restar legitimidad a la policía alimentaria, aprender a saborear la satisfacción de la comida y darle a su cuerpo el respeto que se merece son aspectos esenciales en el viaje para salir del TPA. En 2010 se realizó una investigación sobre la relación entre los resultados de salud mental, los trastornos alimentarios y la Alimentación Intuitiva. El estudio involucró a 1.500 voluntarios que iban desde adolescentes hasta adultos jóvenes. El estudio fue prospectivo, lo que significa que duró un período prolongado, en este caso, un total de ocho años.

Se realizaron encuestas periódicas a los participantes para recopilar datos sobre salud mental, autoestima y marcadores de alimentación intuitiva, entre otros criterios. El resultado fue el esperado. Los adolescentes que practicaron la alimentación intuitiva al comienzo de la investigación y durante más de ocho años tenían probabilidades mínimas de experimentar baja autoestima, fluctuaciones extremas de peso, síntomas depresivos, insatisfacción corporal crítica, atracones o conductas obsesivas con el peso poco saludables. Estos resultados demuestran que la alimentación intuitiva garantiza una mejor salud psicológica y del comportamiento y es un método de tratamiento muy valioso para mejorar la salud mental y los trastornos alimentarios.

Mito Nº5: Si está a dieta debido a un problema de salud, no podrá practicar la alimentación intuitiva porque no puede satisfacer todos sus antojos el 100% del tiempo. Es natural preguntarse por las personas que deben estar en planes nutricionales por razones de salud al considerar el enfoque anti-dieta de la AI. Hasta cierto punto, los ajustes son necesarios para las personas con problemas de salud. Se requieren cambios para ayudarlos a manejar mejor sus circunstancias. Esto se hace mediante la terapia de nutrición médica (TNM).

La AI es altamente compatible con la TNM, como muchos profesionales han descubierto basándose en años de experiencia. Seguir el enfoque de AI junto con TNM otorga a las personas orientación para una nutrición suave y saludable, que es el décimo principio de la AI.

Por ejemplo, el enfoque de la AI ayudará a un paciente diabético a explorar su relación general con la comida y le ayudará a descubrir cualquier restricción alimentaria, como un ciclo de atracones y restricción de carbohidratos. Este enfoque es muy beneficioso, considerando la naturaleza prohibida del grupo de alimentos por su estado de salud y modo de vida en general.

La alimentación intuitiva también garantizará que honren su hambre para evitar los atracones. También aprenderán a firmar una tregua con los carbohidratos y comprenderán que tienen acceso irrestricto para comer, pero solo mientras prestan atención a sus niveles de azúcar en sangre y escuchan sus señales biológicas. La AI les ayudará a encontrar el equilibrio adecuado de nutrientes necesarios para su cuerpo. La alimentación intuitiva es un enfoque autónomo que funciona relativamente y, como tal, un plan de alimentación intuitivo para la persona A podría no ser el mismo para la persona B.

Una revisión de nueve estudios de investigación en 2015 reveló que las personas que viven con dolencias controladas por la dieta también sufren de trastornos alimentarios más frecuentemente que las personas generalmente más sanas. La alimentación intuitiva proporciona una panacea duradera para que estas personas manejen mejor su salud mientras crean una relación mejor y más pacífica con la comida.

Mito N°6: La población menos privilegiada económicamente no puede practicar la alimentación intuitiva. La alimentación intuitiva no se trata de bailar constantemente al son de sus antojos, sino de hacer todo lo posible para atender su necesidad biológica de alimentos en todas las circunstancias. No significa consumir los alimentos exactos que satisfarán perfectamente cada antojo. Eso tan solo convertiría la AI en una de las dietas de las que está tratando de liberarse (el plan de comer exactamente lo que desea en cada momento). Además, eso sería demasiado caro e inaccesible para muchas personas, especialmente en estos tiempos.

Siendo realistas, cualquiera puede practicar la AI incluso si no puede pagar todo tipo de comida. Su plato solo será diferente en apariencia del de aquellos que son económicamente más privilegiados. Si sus recursos son limitados, la AI le ayudará a encontrar formas de satisfacer su hambre tanto como pueda dentro de su presupuesto. Descubrirá que puede encontrar formas recurrentes de tener acceso a todo tipo de alimentos mientras rechaza la mentalidad de la dieta y no juzga ningún tamaño corporal o elección de alimentos al colocarlos en categorías inferiores y superiores.

Vivir con inseguridad alimentaria significa que es posible que no siempre pueda tener acceso a alimentos que sean placenteros y satisfactorios y que no siempre pueda comer de acuerdo a las señales de hambre y saciedad. Sin embargo, la Alimentación Intuitiva no funcionaría si ejerciera este tipo de presión sobre sus participantes. No se trata de cumplir a rajatabla todos los principios. La AI es una mentalidad, un estado dinámico del ser y, sobre todo, una práctica.

Capítulo Ocho: Mindfulness

La atención plena o mindfulness es el acto de concentrarse en el presente a través de cualidades como aceptación, amabilidad y curiosidad. Una vida de atención plena le enseñará a vivir en el momento presente y a saborear activamente su experiencia en lugar de preocuparse por el ayer o el mañana. El pasado ya se fue; ya no existe, eso no cambiará. No hay nada que nadie pueda hacer al respecto más que insistir en ello. El futuro, por otro lado, es un misterio y aún no ha llegado. El presente está aquí y ahora, y tiene la opción de vivirlo antes de que se vaya.

El mindfulness le enseña cómo experimentar cada momento de una manera en la que la mayoría de la gente ya no se molesta. Es la forma más eficaz de aprovechar al máximo el tiempo que tiene ahora. Es el único momento en el que puede sonreír, pensar, actuar, vivir, crear y tomar decisiones. El mindfulness es un proceso que se practica y se domina con el tiempo. Este capítulo se centra en explicar la atención plena y las prácticas asociadas, después de lo cual exploraremos el mindfulness como un remedio para la alimentación compulsiva. El vínculo entre ambos puede ser algo difuso en este momento, pero se lo prometo, no por mucho tiempo.

Comprendiendo el Mindfulness

Una práctica tan antigua como el propio mundo, el mindfulness se ha practicado durante miles de años, principalmente en tradiciones religiosas de las culturas orientales, desde el budismo y el hinduismo hasta la práctica del yoga. La práctica ha ganado muchos seguidores en la cultura occidental debido a la gran demanda de formas poco ortodoxas de aliviar el estrés y garantizar el bienestar. Muestra de ello es el creciente número de occidentales que se inician en prácticas ancestrales como el yoga y diversas formas de meditación no religiosa. El mindfulness es la traducción al inglés de la antigua palabra pali *sati* o su equivalente en sánscrito स्मृति también conocido como *smrti*, que significa consciencia, recuerdo y atención. ¿Qué significan estas palabras con respecto al mindfulness?

• Consciencia: Permanece consciente y activo en su entorno inmediato. Nota cada detalle a su alrededor. La práctica de la consciencia es tan esencial que constituye uno de los principales principios (sutras) de la religión budista, llamado indriya. Este término se traduce en facultades espirituales, que abarcan la fuerza o las habilidades de nuestros sentidos, espirituales, físicos y mentales.

• Recuerdo: Recuerda todo lo que está experimentando en ese momento y almacena información de forma activa mucho después de que la experiencia deje de existir. Una persona consciente recuerda incluso los detalles más pequeños. "Recordar" viene de la palabra latina rememorari, que significa "volver a ser consciente".

• Atención: Es la consciencia con un enfoque específico. Puede ser un sentimiento, una persona o un objeto. Con el mindfulness, aprende a tomar decisiones mejores y más saludables sobre dónde, a quién y cómo dirigir su consciencia y de manera sostenible.

Supongamos que decide practicar ejercicios de mindfulness como una forma de lidiar con el estrés. Tal vez tomó esta decisión porque reconoce que el trabajo lo deja agotado por la ansiedad, la frustración, el estrés, etc. Cuando se le presenta una tarea, se le erizan los pelos como una gata a punto de enfrentarse a los intrusos para que no le arrebaten a sus crías. En el momento en que se dé cuenta de esto, puede redirigir su atención a su respiración, desconectando todo el ruido y manteniendo esa consciencia hasta que los sentimientos tóxicos se disipen. Mantener su atención en su respiración con compasión y gentileza dispersará la sensación en poco tiempo.

Principios del Mindfulness

El aquí y el ahora. Esto significa reconocer y honrar la realidad de existir verdaderamente en el momento presente. En esta situación, observa continuamente la naturaleza de las cosas tal como existen o suceden actualmente. Las experiencias son y deben ser relativas y únicas para el observador.

La dirección de atención. No habría conciencia plena si no prestáramos atención a las cosas a las que elegimos prestar atención.

No-reacción. Normalmente, respondemos casi de inmediato a los estímulos externos, sin importar lo que sea. Este tipo de respuesta de piloto automático es producto del condicionamiento social. En este momento, necesito que imagine y sienta que tiene mucho trabajo acumulado por hacer. ¿Cómo reaccionó instintivamente a eso? ¿Estaba emocionado, divertido, ansioso, resignado, dudoso, desesperado o confundido? ¿No? Bueno, entonces, tal vez se ha sentido molesto o frustrado, ¿verdad?

¿Lo ve? La atención plena se trata menos de reacciones automáticas y más de responder conscientemente a sus experiencias de vida. La atención plena le ayuda a aceptar sus emociones. Una vez que domine esto, obtendrá poder sobre su respuesta. Las reacciones y las respuestas son dos conceptos muy diferentes. Una respuesta es una acción cuidadosamente considerada. Una reacción generalmente no deja mucho espacio para la deliberación.

Ausencia de juicio. Hoy en día, parece casi imposible permanecer neutral, echarse a un lado y no tomar partido. El mindfulness revela la libertad que conlleva renunciar a esta tendencia arraigada a aliarse con un punto de vista establecido. Finalmente, puede observar situaciones y personas desde una lente separada y ver las cosas como realmente son, en lugar de exprimirlas a través de un filtro compuesto de influencias externas y experiencias pasadas.

Abrir el corazón. La atención plena concierne tanto a la mente como al corazón. El corazón abierto significa calidez, bondad, compasión y simpatía por sus experiencias mientras las vive. Un gran ejemplo es observar cómo usted cree que su capacidad para meditar es realmente pobre. En lugar de internalizar el pensamiento y rendirse, acepta con calma y amabilidad que el pensamiento se le cruzó por la cabeza, luego lo deja ir y regresa a su meditación.

La Meditación Consciente

La meditación consciente es un tipo especial de meditación que existe desde hace 2500 años. Esta meditación no significa la ausencia total de pensamiento en su cabeza. En cambio, es la práctica de concentrarse en un objeto, sentimiento, sonido, movimiento o línea de pensamiento específicos. Con la meditación consciente, puede concentrarse en ser consciente de los pensamientos que pasan por su cabeza y, al prestarles atención, comienza a ver patrones específicos en su proceso de pensamiento.

Las cosas que pasan por su mente tienen un efecto profundo en sus sentimientos, más de lo que se da cuenta. Por lo tanto, la autoconciencia es crucial para manejar estos sentimientos. Al meditar conscientemente, puede elegir entre una de las siguientes opciones en las que concentrarse:

- Sus pensamientos o emociones.
- El ritmo y sonido de su respiración
- Cualquiera de sus cinco sentidos.

- Cualquier cosa de la que sea más consciente en ese momento.

La meditación consciente se clasifica en dos ramas específicas:

- Meditación consciente formal. Este tipo de meditación es siempre deliberada o intencionada. Aquí, encuentra algo de tiempo para estar tranquilo y meditar. Esta meditación le permite prepararse para meditar profundamente y comprender mejor sus sentimientos y pensamientos. También es una gran práctica para la atención sostenida que dura períodos más largos con un toque de curiosidad y compasión dirigido a usted mismo y a sus experiencias. Esta forma de meditación entrena su mente.

- Meditación consciente informal. Esta forma de meditación puede ocurrir en cualquier lugar y en cualquier momento durante el día. Esta forma de meditación implica deslizarse hacia un estado meditativo mientras realiza sus actividades habituales como comer, cocinar, limpiar, beber, etc. en estado meditativo. Le mantiene anclado al presente, sin oscilar entre el pasado y el futuro. La práctica constante de la meditación le enseñará a mantener la calma sin dejar de ser consciente de cualquier actividad que esté realizando en ese momento.

Cuando animo a la meditación constante, no me refiero a prácticas repetitivas. Me refiero a participar en la práctica de la meditación tan a menudo como sea posible para usted. No medite para alcanzar la perfección. ¿Por qué? Porque es la forma incorrecta de aprovechar los beneficios de este ejercicio único. Le aseguro que no es necesario que ponga su meditación bajo el microscopio. No debería ser ni parecer una forma particular porque es su experiencia.

El mindfulness es una herramienta que puede ser especialmente útil para tratar con éxito el trastorno por atracón porque sus principios van en direcciones opuestas. Meditar conscientemente le ayuda a ser consciente y concentrarse en las razones subyacentes detrás de sus antojos en lugar del deseo en sí.

Cómo Puede Ayudarle el Mindfulness

Es posible que haya experimentado la sensación de estar perdido en sus pensamientos. Las horas parecen minutos mientras se distrae pensando en algo o nada en particular. Naturalmente, a medida que realiza sus actividades del día, su mente tiene la libertad de ir a donde le plazca. Este es usted en piloto automático, y aunque algunos de estos "viajes sin sentido" pueden parecer intrascendentes, otros no son tan inofensivos. Los pensamientos y comportamientos específicos del piloto automático pueden ser realmente recurrentes, incluso peligrosos. Estar ausente o "ido" con cierta frecuencia tiene un término científico: disociación.

Las personas que están ausentes como un zombi describen su experiencia como una sobrecarga de estímulos sensoriales o un estado que permite que su cerebro se haga el muerto durante varios segundos. Si este hábito le es familiar, probablemente se sienta como si estuviera en trance, observándose desde un punto de vista incorpóreo. No siente que esté respirando o parpadeando, pero eso es biológicamente imposible. Su corazón, pulmones y el reflejo de parpadear son acciones involuntarias que no pueden ser detenidas por su impulso de desconectar.

A veces, nos perdemos tanto en la acción que no somos conscientes de las pequeñas cosas que suceden a nuestro alrededor, y la mayoría de las veces, esto no suele ser bueno. ¿Recuerda todas las veces que se golpeó el dedo del pie porque caminaba distraído? ¿O las veces que casi choca contra una pared o una puerta de vidrio? Sus piernas se movían, sin duda, pero no estaba ahí y no se daba cuenta.

Con la atención plena, aprende a no estresarse con pensamientos destructivos e inútiles porque ello solo conducirá a una mayor toxicidad, que generalmente termina en un episodio de atracones. El comportamiento consciente no soluciona los pensamientos ni los problemas; en cambio, le ayuda a procesarlos de manera saludable, a través de la compasión y una curiosidad saludable, mientras se mantiene consciente de su entorno inmediato. De esta manera, es más fácil dejar de lado los pensamientos que no le sirven. Esto ayuda a mantener a raya el deseo de comerse sus problemas.

La aceptación consciente y la resignación son dos caras de la misma moneda. La aceptación consciente le reconoce a sí mismo y sus circunstancias, admite su trastorno por atracón y sus desencadenantes, y le da una apreciación de su valor.

Capítulo Nueve: Usar la Alimentación Intuitiva y el Mindfulness para Superar la Alimentación Compulsiva

El mindfulness, al igual que otras habilidades, se puede aprender mediante la constancia y la práctica. Esta habilidad no implica que de pronto vaya a tener un superpoder misterioso. Simplemente despierta la autoconciencia que estaba dormida dentro de usted, dentro de cada uno de nosotros. Por lo general, nuestra autoconciencia permanece dormida hasta que se activa en momentos muy intensos, y casi siempre es algo fuera de control. Sin embargo, es posible sacarlo de su letargo e incluso controlarlo.

La autoconciencia es una práctica que puede servir para muchos aspectos de nuestra vida. En este capítulo, aprenderá cómo dominar la atención plena a través de breves momentos intermitentes de concentración en sus experiencias de vida. Veamos cómo puede aplicar este enfoque a sus hábitos alimenticios.

Intente reducir un poco la velocidad. Los estadounidenses por ejemplo tienen fama de comer rápido. He escuchado a muchísima gente decir que solo quieren terminar su comida rápidamente para poder pasar a la siguiente actividad. Este enfoque estadounidense hacia la alimentación no es un desarrollo reciente. Los registros muestran que hace siglos, los europeos llegaron al país y visitaron las tabernas. Se dijo que se sorprendieron por la rapidez con la que los estadounidenses devoraban su comida. Esta actitud hacia la comida se conocía como Engullir, Tragar y Marchar.

Un historiador de Tennessee habló sobre su visita a las colonias en su diario. Advirtió la rapidez, el ajetreo y el hambre que manifestaban los clientes habituales de la posada. Se quedó estupefacto ante la prisa con la que los ciudadanos devoraban su comida. Otro europeo visitó "El País del Propio Dios" y quedó asombrado al ver a mucha gente prácticamente "inhalar" su comida como si masticar estuviera pasado de moda. Las estadísticas muestran que Estados Unidos es el país con la gente más estresada y miserable del mundo.

La actitud estadounidense hacia la comida no ha cambiado en lo más mínimo a lo largo de los años. En todo caso, parece haber ido a peor. Las investigaciones muestran que los norteamericanos pasan solo 11 minutos en los restaurantes o en la cafetería de sus respectivos lugares de trabajo durante la hora del almuerzo. La mayor cantidad de tiempo registrada fue de 18 minutos. ¿Es que dan algún premio por vivir estresados?

Los estadounidenses también son bien conocidos por maximizar su tiempo mientras comen. Comen mientras hacen otras cosas como caminar, enviar mensajes de texto, conducir e incluso estando de pie. Este parece un hábito inteligente, ¿verdad? Pues no. Más bien todo lo contrario. Los estadounidenses tienen la mala costumbre de tratar su comida como algo secundario frente a otras actividades. Una actividad tan vital como la alimentación diaria pasa del centro del escenario a los laterales. Se ha vuelto común comer y hacer otras cosas, como mirar nuestros teléfonos, tablets, hacer una llamada, ver la televisión o leer una novela de bolsillo. Casi parece que la comida es un obstáculo, uno que preferiríamos quitarnos de en medio lo más rápido posible.

En este contexto la comida solo existe para servir a la mentalidad de "comer sobre la marcha". Todo está disponible para llevar, desde café hasta pavo de Acción de Gracias. Hay un tipo de yogurt que se puede consumir mientras se conduce. El único esfuerzo que se realiza es usar una mano para apretar el extremo del tubo mientras conduce con la otra. Incluso existen baberos para adultos porque la gente come sobre la marcha con mucha frecuencia y son propensos a derramar comida en la ropa.

Los países asiáticos y europeos parecen pensar que esta actitud hacia la comida es bárbara y extravagante. Nunca he estado en Francia, pero su actitud hacia la comida es legendaria. Cuando el típico francés entra en un restaurante, navegar por el menú es un proceso meticuloso que toma al menos treinta minutos. Aprovechará este tiempo para hacer consultas con el camarero sobre las "especialidades diarias de la casa" escritas en el Ardoise (una pizarra colocada en el exterior del establecimiento) o pequeñas tarjetas adjuntas al menú (en establecimientos más grandes). También preguntará sobre todas las posibles combinaciones de alimentos antes de decidirse finalmente por una comida. Algunos franceses incluso pueden optar por una bebida antes del plato principal, el aperitivo, que puede variar desde un gin tonic hasta agua embotellada.

He escuchado historias de meseros y restaurantes que se ofenden si un cliente mira el menú y elige rápidamente. Incluso el chef se sentiría ofendido si comiera su comida con un abandono imprudente, o lo que es peor, mientras realiza otra actividad como enviar mensajes de texto. Para los franceses, cada comida es un ritual. Los franceses creen firmemente que la satisfacción está ligada no solo al consumo de alimentos, sino también a la anticipación. La única forma de gratitud en la que están interesados la gerencia, los camareros y el chef es la máxima atención y apreciación de la comida y la bebida. Puede que no lo crea, pero para ellos, esto vale más que el dinero.

Según los japoneses, comer mientras se realiza otra actividad como caminar es de mala educación. Con el tiempo esta norma se ha relajado un poco. No obstante, en Japón no es mucha la comida que se ingiere en movimiento. Se reserva casi exclusivamente para comer helado y solo porque se derretirá si no se consume lo antes posible. Cualquier otra comida o bebida debe consumirse estando cómodamente sentado.

Debe estar preguntándose qué pasa entonces con los puestos de comida rápida esparcidos por todo Japón. Todavía están en el negocio, vendiendo alimentos como pollo frito, dumplings, bollos y Korokke, las mejores croquetas de patata del mundo. Ahí lo dejo. Sin embargo, ninguno de estos se come sobre la marcha. En cambio, se llevan a casa, se colocan en un plato, incluso se decoran y luego se comen con atención.

Maneras de Ralentizar la Velocidad a la que Come y Bebe

Aprenda a hacer una pausa mientras come. Algunos consejos útiles para practicar la pausa a mitad de la comida incluyen:

1. Antes de probar la comida, haga una pausa para observar detenidamente todos los alimentos que tiene delante, y observe las formas, la disposición, los colores y las texturas del plato.

2. Después de sus observaciones, esté agradecido. Dedique un poco de tiempo a apreciar las plantas y animales que vieron interrumpida su vida para que usted sobreviviera. Agradezca a las personas que hicieron posible que usted recibiera la comida. De gracias porque la comida es y siempre será un regalo.

3. Ahora comience a comer, haga una pausa de vez en cuando para saborear el aroma de la comida. Considérelo parte de la nutrición.

4. ¿Alguna vez ha tenido el privilegio de ver trabajar a un catador de vinos? Así es como debe comer. Aspire el aroma de la comida, tome un pequeño bocado y gírelo por el interior de su boca, notando todos los sabores. Si quiere divertirse mientras lo hace, intente detectar todos los ingredientes que conozca.

5. Después de eso, mastique suave y deliberadamente, luego trague. Beba suficiente agua para limpiar su paladar de cada partícula de comida, y cuando haya terminado, vuelva a empezar.

6. Si se sorprende comiendo sin tomarse el tiempo para saborear la comida, no se castigue, solo haga una pausa y haga lo que sea necesario.

Aprenda el arte de Fletcherizar. Hace muchos años, la licuadora de alimentos se llamaba Fletcherizer, en honor a Horace Fletcher. Horace, en algún momento del siglo XX, habló con la gente sobre cómo masticaba correctamente su comida y bajaba de peso, lo que resultó en una vida más saludable. Su idea, que creo que es genial, es tomar un bocado de comida y masticarlo 32 veces. Si 32 parece demasiado para comer un bocado de comida, bájelo a 15 para empezar, luego avance a 25 y luego a 32 antes de tragar.

Preste mucha atención a los cambios de textura en los alimentos mientras mastica. Además, tome nota del tiempo que emplea comiendo de esta manera. Le aconsejo que no se emocione demasiado y se lo tome con calma. Empiece por comer una comida como esta al día. Mastique lentamente al menos una vez al día.

Con el tiempo, se dará cuenta de que practica esto durante más de una comida al día y, muy pronto, desaprenderá el terrible hábito de darse atracones sin pensar. Haga este ejercicio con los alimentos que ingiera en estados de hambre importantes.

Respire profundamente mientras mastica lentamente antes de tragar. Piense en cada comida que envía por su garganta como un regalo atento a su estómago. Trate de hacer esto con la mayor regularidad posible y observe cómo sus hábitos alimenticios se transforman de lo absurdo a lo saludable.

Intente beber despacio. Hubo un tiempo en que no me molesté en probar nada de lo que bebía. En cierto sentido, sabía que las bebidas sabían bien, pero ahí es hasta donde llegaba mi observación. ¿Usted también es culpable de esto? Cuando la mayoría de las personas beben algo, no se toman el tiempo para probar lo que es. Es decir, ¿cuál es el objetivo del sabor si no es para saborearlo, saborearlo realmente? ¿Sabe a qué conduce esto? A beber sin sentido, porque disfrutamos de esas fugaces sensaciones de dulzura.

Dedicar tiempo a apreciar nuestras bebidas es una experiencia que cambia la vida. Siente de todo, desde la explosión de burbujas en su lengua cuando toma un vaso de agua mineral con gas hasta la compleja fusión de sabores en un Daiquiri.

Hay dos formas eficaces de beber lentamente y disfrutar del sabor de lo que beba. La primera es mantener el líquido dentro de la boca durante unos segundos antes de agitarlo y tragarlo. Este método asegura que pruebe y disfrute la bebida.

La segunda forma es tomar un sorbo, dejar la taza y probar la bebida en la boca hasta que el sabor se mezcle de tal manera que ya no pueda sentirlo, luego repita. Este método es práctico, simple y confiable, lo que le permite disfrutar del sabor y beber lentamente al mismo tiempo.

También puede aplicar esto a su comida. Coloque un poco de comida en su boca y devuelva la cuchara al plato. Ni siquiera intente alcanzar su cuchara hasta que haya masticado y tragado adecuadamente todo lo que tiene en la boca. Para llevar esto al siguiente nivel, cierre los ojos para ayudarlo a concentrarse en la comida que está masticando con atención. Cuando esa porción haya sido probada por completo y enviada a su estómago, puede alcanzar su cuchara para repetir el proceso. Tome notas mentales de las respuestas interesantes de su mente mientras practica este ejercicio.

Intente comer con su mano no dominante. Este ejercicio es particularmente complicado para las personas ambidiestras porque pueden usar ambas manos de manera efectiva. Para este ejercicio, practicará comer con su mano menos dominante, por lo que, si su mano izquierda es la que usa la mayor parte del tiempo, usará su mano derecha para comer durante unos días.

Este ejercicio será divertido las primeras veces. Esté preparado para llorar de frustración después de tener que recoger un utensilio caído innumerables veces o intentar atrapar pasta de linguini con queso. Después de que la incomodidad se desvanezca, comenzará a ver una mejora en sus atracones después de una práctica constante. No puede atiborrarse de comida tan rápidamente cuando come con su mano más débil. Una vez más, puede ser muy frustrante, pero es eso o arrepentimiento y vergüenza. Además, esta práctica es un excelente entrenamiento para su brazo menos dominante. Esto puede ser útil si ocurre una emergencia médica, como un accidente o un derrame cerebral parcial.

Use palillos chinos. Los asiáticos tuvieron una gran idea aquí. Usar palillos es otro ejercicio que le ayudará a reducir la velocidad a la que come y concentrarse en cada bocado. Este ejercicio funcionará mejor para las personas que aún no dominan el arte de comer con palillos.

Quién sabe, podría ser uno de los secretos mejor guardados detrás de la salud de los asiáticos. ¿Alguna vez ha intentado darse un atracón de helado con palillos? Es una idea tan ridícula como querer comer helado calentado al microondas. Pero para este ejercicio, funciona. Si sabe usar los palillos de manera efectiva, cambie a su mano menos dominante o deje los palillos después de cada bocado, como lo haría con una cuchara.

Comprenda la ecuación de la energía. Este método de alimentación consciente es tan eficaz como los ejercicios anteriores. Se llama método energético. La comida es una fuente de energía. Además de la necesidad de vitamina D de nuestro cuerpo, los seres humanos son consumidores indirectos de luz solar. Esta última fuente de energía se convierte en otras formas antes de terminar en nuestros platos. Cada vez que consumimos algo con algún valor nutritivo, por pequeño que sea, tomamos la energía del sol, que usamos a lo largo del día.

Si su peso corporal permanece constante por un tiempo, simplemente significa que gasta la misma cantidad de energía que consume. Se considera un equilibrio energético. Sin embargo, si comienza a adelgazar, significa que pierde más energía de la que consume, y si gana algo de peso, significa que sucedió lo contrario.

Obtenemos esta preciosa energía cada vez que comemos o bebemos. Repostamos. Lamentablemente, las calorías no se absorberán mientras duerme, mira la comida o inhala el aroma de la comida, como muchas personas creen. Debe colocarlo en su boca, masticarlo y tragarlo para que se produzca la absorción. Y para gastarlo, es posible que deba realizar actividades físicas. El cuerpo también quema energía de otras maneras, como termorregulación u homeostasis (mantenimiento de la temperatura corporal), pérdida insensible (energía gastada a través de la orina, respiración, escalofríos, etc.) y metabolismo (digestión de alimentos).

Para perder peso, debe elegir uno de dos caminos. Puede consumir menos energía o perder más energía. Si su objetivo es aumentar de peso, solo hay dos rutas. O ingiere más energía o pierde menos. Esta ecuación parece obvia, como una baraja de cartas dispuestas numéricamente. Sin embargo, se sorprendería de la cantidad de personas ajenas a esto. Estas opciones explican las fluctuaciones naturales del peso corporal y los cambios en el nivel de hambre. Un ejemplo perfecto es cómo un buen porcentaje de la población siente hambre durante el otoño. El hambre se debe principalmente al clima frío y al cuerpo trabajando horas extras, gastando más energía para mantener el cuerpo caliente y vivo. El cuerpo en este momento y en estas condiciones requiere más combustible y varias capas de ropa.

Otro caso es durante la enfermedad. La pérdida de peso ocurre porque su cuerpo usa más energía para recuperarse de la que consume debido a la pérdida de apetito que acompaña a la mayoría de las enfermedades.

Una forma significativa a través de la cual los comedores compulsivos pierden energía es a través del ciclo de atracones y purgas. Cada vez que se purgan, pierden calorías y se acercan cada vez más a muchas complicaciones de salud.

Si la pérdida de peso es el objetivo final, la forma más segura y eficaz de hacerlo es regular el equilibrio entre la ganancia y la pérdida de energía de forma consciente. Los pequeños cambios son los que más importan, así que:

• Vaya caminando hasta las tiendas más cercanas, en lugar de coger el coche para todo.

• Estacione su automóvil a una distancia razonable de donde se dirige para que pueda caminar el resto del camino.

• Elija las escaleras con más frecuencia de lo que lo hace actualmente.

• Deje de consumir dulces y refrescos. Duro, pero cierto.

• Deje sus "alimentos de consuelo" al cuidado de cualquier miembro humano de su sistema de apoyo para que pueda supervisar estrictamente sus indulgencias.

• Compre frutas congeladas o yogur griego en lugar de helado.

• Compre sus patatas fritas en paquetes pequeños para que pueda comerlas, pero en pequeñas cantidades.

• Consuma porciones medianas inicialmente y luego verifique si necesita un segundo plato debido a hambre real o hambre fantasma.

- Primero coma el plato principal, luego tómese un poco de tiempo para saber si debe disfrutar del postre o no.

Practique el método "fuera de la vista, fuera de la mente". Innumerables consumidores compulsivos son propensos al síndrome de "arrebatos de preferencia". Este síndrome significa que sienten un antojo, digamos de galletas, satisfaciéndolo constantemente durante semanas, para desinteresarse más tarde.

Hay una historia de una mujer que amaba el chocolate apasionadamente. Sin embargo, unos años antes, desarrolló una alergia al chocolate. ¿Un poco cruel, n'est-ce pas? Cada vez que probaba la más mínima cantidad de chocolate, le salían unas llagas horribles en la boca.

Como era de esperar, hizo varios intentos para encontrar una forma de solucionar su problema, pero no consiguió nada. Trató de abstenerse durante períodos prolongados y luego volvió a intentarlo, pero en pequeñas cantidades. No funcionó porque incluso la más pequeña pepita de chocolate le llenaría la boca de llagas. Experimentó síndrome de abstinencia porque esta era la única comida reconfortante que tenía. Tiempo después, probó el chocolate Reese's y descubrió que no contenía absolutamente nada de chocolate.

Se llenó de alegría cuando su esposo la sorprendió con una gran bolsa de chocolates de Reese's en el cajón de su escritorio. Fue entonces cuando empezó otro problema. Al principio eran solo cantidades pequeñas, consumidas solo ocasionalmente, luego crecieron en puñados tomados a diario. ¿Sabe qué más fue lo que creció? Su peso. Sin darse cuenta ganó tres kilos por darse atracones con Reese's cada vez que necesitaba sentirse mejor.

Ella eligió no compadecerse de sí misma, y en lugar de ello observó sus antojos y acciones para comprender cómo funcionaban. Descubrió que el problema era la bolsa que estaba en su cajón. Reese's siempre la estaba mirando, desafiándola a desenvolverlos. Cada vez que se sentía estresada en el trabajo, aceptaba el desafío, metía una mano en la bolsa y sacaba una chocolatina para desenvolverla. También observó que la proximidad entre la bolsa y ella también amplificaba su deseo de darse atracones.

Decidió guardar la bolsa en la oficina de su esposo al final del pasillo. Supuso que la distancia la hacía menos propensa a cogerlos cada vez que sentía la necesidad. Con el tiempo, no se dio tantos atracones y el pensamiento desapareció por completo de su mente. Tomó consciencia de su trastorno y lo corrigió con paciencia, dedicación y constancia.

Capítulo Diez: Sistemas de Apoyo

Comenzaré simplemente explicando lo que significa tener un sistema de apoyo TPA. Su sistema de apoyo consiste principalmente en un grupo de personas, animales e incluso lugares que tengan un significado emocional en su vida. Están ahí para ayudarle mientras se recupera activamente de los atracones. Es posible que no vea la necesidad de involucrar a sus amigos y familiares porque prefiere mantener su TPA en secreto. Hay muchas razones por las que las personas que padecen TPA pueden querer mantener su trastorno en secreto. Algunos son:

- No reconocer que tienen un problema real.

- Una preocupación profundamente arraigada de que la gente tratará de detenerlos.

- Sentirse incómodo por lo que pueda pensar la gente.

- Pensar que les está haciendo un favor a los demás o que les ahorra el sentirse mal al no contárselo.

- Sentir que nadie le entendería.

Estos sentimientos parecen perfectamente lógicos desde la perspectiva de la víctima, por lo que no los invalidaré. Lo que sugeriría, en cambio, es que deje entrar a la gente. Su familia y amigos podrían entender por lo que está pasando más de lo que cree.

Muchos padres notan cuando sus hijos comienzan a ponerse ropa ancha, eligiendo parecerse a un saco de patatas en un suéter cuatro tallas más grande que su cuerpo. Pueden saber cuándo ha comido o cuándo hace su truco habitual en la mesa, cortar la comida en trozos más pequeños, moverla por el plato y derramarla sobre el mantel. Le observan mientras indaga continuamente en su inventario de excusas y mentiras para justificar lo que ven que está sucediendo con su cuerpo.

Existe un sofisticado término médico para la negación que enfrenta cuando sufre de trastornos alimentarios. La palabra es anosognosia. Sí, es todo un palabro. Mastíquelo un poco con atención mientras le explico esta negación profundamente arraigada vinculada al cerebro.

Usted sabe que ha estado reduciendo sus calorías, pero siente que se ve "perfectamente bien" cuando se mira en el espejo. También cree firmemente que todo el mundo está tratando de pillarle con respecto a su continua ausencia de la mesa. Para usted, son ellos los que están exagerando las cosas. Probablemente diga algo como: "¡No tengo ningún problema, tú sí!". Sin embargo, se encoge y tiene escalofríos cuando le sirven un plato de macarrones con queso. El problema con la anosognosia es que las víctimas solo ven y creen su versión de la realidad.

Esta creencia hace que los demás se sientan completamente impotentes a la hora de ayudarlos y, como tal, la negación se filtra en la unidad familiar. Las comidas se preparan teniendo en cuenta su ingesta de calorías. Se convierte en el elefante de la habitación, el tema que todos ven, pero nadie se atreve a nombrar.

Jessie tenía 15 años y era animadora de noveno grado cuando se metió la mano por la garganta por primera vez. Había comido dos platos de lasaña envasada después de un día escolar particularmente estresante. Después de la cena, Jessie vio una foto de su jefa de animadoras en uniforme e imaginó el día en que ella se convertiría en una superestrella de las animadoras.

Entonces se dio cuenta de que sus sueños podrían echarse a perder debido a lo hinchada que se sentía. A través de Internet, descubrió que una porción de lasaña precocinada contenía 337 calorías. ¡Eso eran 189 calorías más que una ración de ramen! Sin embargo, consumió 754 calorías. Corrió al baño, abrió la ducha para amortiguar el sonido de sus vómitos, sentimientos y vergüenza en la taza del inodoro. No era fanática del ramen, pero deseaba haberlo comido en lugar de la lasaña para cenar.

Para convertirse en la animadora perfecta, comenzó a comer ensalada y una manzana todos los días. Luego degeneró a solo una manzana y agua mineral. Pensando que no había nada malo en su nuevo plan de dieta, dejó fuera a su familia y puso excusas para su cansancio y fatiga en la escuela alegando que tenía una enfermedad autoinmune.

Jessie confiesa que muchos días se levantaba agotada tras largas horas de sueño. Deseó que alguien viera por lo que estaba pasando y la ayudara a salir de ello.

Es posible que todavía esté en negación mientras lee esto. No se da cuenta de cuándo está pasando por un momento estresante o por episodios de ansiedad y se esfuerza por no ceder a la necesidad de comerse esos problemas. Hay mil formas de cuidar y apoyar a las personas con trastorno por atracón. Como comedor compulsivo, debe dejar que ellos le ayuden.

Componentes de un Sistema de Apoyo TPA

Un sistema de apoyo debe consistir en todo aquello que usted elija, sea persona o cosa. La razón es que usted es el mejor juez de la importancia de una persona para su vida. Siempre que dicha persona sea valiosa para usted, la apoye y esté más que dispuesta a guiarlo a través de este proceso de recuperación cuando lo necesite, no debe sentirse avergonzado o asustado de pedir ayuda. Muchos comedores compulsivos se inclinan por sus amigos y familiares cuando construyen un sistema de apoyo. Otros prefieren apoyarse en sus compañeros de trabajo, amigos de internet, terapeutas, etc.

Hay ciertos momentos en los que puede sentirse tan abrumado por las emociones negativas que prefiere lidiar con ellas solo. Está bien. Su sistema de apoyo no tiene por qué ser una persona. Podría ser una mascota o un lugar de especial importancia sentimental para usted. Intente dar un paseo hasta el parque que le guste o cualquier lugar en el que se sienta más cómodo. También puede pasar algún tiempo jugando con su gato o hacer que su perro se siente a su lado para sentirse cómodo. Cualquier cosa para calmarlo, por el momento, funcionará de maravilla.

Cómo Construir Su Sistema de Apoyo

A veces, conversar o pasar un buen rato con cualquier miembro de su sistema de apoyo puede ser todo lo que necesita, pero no puede haber un buen sistema de apoyo si no lo construye correctamente. El truco está en crear un equipo dedicado a su recuperación, y esto no es tan fácil como parece. Afortunadamente, tengo algunos consejos útiles:

- Elabore una lista de la gente que más le apoya. Para ello, necesitará tiempo para examinar mentalmente a todas las personas en su vida, sopesando su importancia una por una. Además, escriba los nombres de aquellos que le han apoyado en el pasado de una forma u otra. Si cree que es necesario, también puede indicar exactamente cómo y por qué lo apoyaron. Este ejercicio le da una idea del apoyo que puede obtener de cada persona. La amiga que le ayudó a elegir un vestido para una primera cita no es la misma que no cuelga cuando llama a las 3 de la madrugada.

• Elabore una lista de lugares y animales de importancia sentimental para usted. Será aún mejor si alguna vez le ayudaron a lidiar con sus emociones. Esto es diferente para diferentes personas; un paseo por un centro comercial es relajante para algunos y molesto para otros. Sentarse en la arena mirando el mar abierto en la playa es maravilloso para algunas personas. Elija sus lugares felices y anótelos. Vaya a una tienda de mascotas o hágase voluntario en la más cercana si aún no tiene una mascota.

• También es esencial una lista de todos los proveedores de atención médica que conoce. Deberá comenzar con un terapeuta de TPA, luego un cirujano gástrico, un dietista, un nutricionista, etc. Internet es su amigo. Navegue para ver las opciones disponibles para usted, o si hay algún especialista que pueda consultar cerca de usted.

• Tenga una conversación con las personas de su lista. Es posible que desee que formen parte de su equipo, pero primero debe preguntar. Ellos también tienen sus horarios. Asegúrese de que se sientan cómodos con la perspectiva de formar parte de su sistema de apoyo. También debe confirmar su disponibilidad porque no pueden ser su sistema de apoyo si no estarán allí cuando más los necesite. No creo que tenga que hablarlo con su perro, pero es posible que deba llegar a algún tipo de acuerdo con su compañero felino.

• Busque ayuda. Una cosa es crear un equipo de apoyo, y otra cosa es pedirles su apoyo cuando lo necesita. No dude en buscar ayuda.

• Muestre gratitud a los miembros de su equipo de apoyo. Esfuércese por estar allí para ellos como lo estarán para usted. Hágales saber cuánto aprecia todo lo que hacen por usted. No tiene por qué ser nada extravagante, así que no se alarme. Hágales saber que son amados y valorados.

Cómo Conocer Gente Nueva

Si no puede crear un sistema de apoyo porque tiene dificultades para hacer amigos o conectar con otras personas, no hay motivo de alarma. Tengo algunos consejos útiles que le ayudarán a convertirse en una larva social. Aún no es una mariposa. Poco a poco, Pequeño Saltamontes.

1. Tenga paciencia. No puede formar vínculos profundos y duraderos con otras personas en solo unas pocas semanas, pero es posible tener contactos sociales regulares con personas con las que parece estar lo suficientemente cómodo y que les gusta tenerlo cerca. Sin duda, es una gran alternativa a estar en casa. Todo lo demás llegará con el tiempo.

2. Trate de no ser demasiado exigente. Salga con personas que sabe que probablemente no sean sus mejores amigos por dos razones. En primer lugar, es posible que los haya juzgado mal inicialmente. En segundo lugar, es probable que le presenten a otros amigos y el círculo sigue creciendo. Las sorpresas pueden acechar en cualquier rincón.

3. Esté abierto al rechazo y los contratiempos. Es posible que necesite enviar muchas invitaciones antes de recibir una respuesta positiva. Sin embargo, esté abierto al feedback negativo sin importar lo desalentador que sea. Es tentador pensar que no le gusta a nadie, pero recuerde siempre que hay muchas razones válidas por las que una persona podría no querer o no poder pasar el rato con usted. La mayoría de las veces, estas razones no tienen NADA que ver con usted.

¿Recuerda todas esas ocasiones en las que tuvo que rechazar una invitación porque estaba cansado, de mal humor, yendo a otro lugar con alguien, ocupado, tuvo que llevar a su gato al veterinario o incluso tuvo una entrevista para la que necesitaba prepararse? Muchas personas estarán agradecidas y complacidas de saber que se ha acordado de ellas, pero es posible que no puedan o no quieran pasar la tarde con usted.

Si se inscribe en clases nocturnas para conocer gente nueva mientras aprende algo nuevo, debe comprender que ciertas clases le brindarán una mejor oportunidad para interactuar que otras. Por ejemplo, será más fácil tener una conversación con un compañero de estudios durante las clases de cerámica que de matemáticas.

4. Las redes sociales son un gran lugar para conocer gente que piense como usted. Es posible conocer gente nueva en grupos de apoyo en línea que también tienen TPA y están trabajando duro para salir de ese agujero. Incluso le sorprenderá conocer a algunos que viven en su mismo barrio. Proponga una cita para un café o un batido o sugiera que ambos salgan a caminar juntos.

¿Necesita más sugerencias sobre cómo y dónde conocer gente nueva?

1. Apúntese a una actividad deportiva.

2. Considere asistir a clases nocturnas.

3. Pruebe los clubs de lectura.

4. Únase a una organización ambiental.

5. Únase a grupos de apoyo.

6. Colabore en su comunidad religiosa.

7. Organice una fiesta o acuda a una.

8. Invite a sus amigos a tomar algo.

Ser Parte de un Sistema de Apoyo

Este trabajo es tan satisfactorio como complicado. Suponga que es parte del sistema de apoyo de alguien. Si es así, es probable que se encuentre a menudo en posiciones incómodas porque sus buenas intenciones pueden malinterpretarse fácilmente, especialmente cuando está ofreciendo apoyo verbal. Sus comentarios sobre cosas como sus preferencias alimenticias o talla e incluso acciones pueden desencadenar fácilmente su episodio de atracones.

Uno de sus principales desencadenantes es la vergüenza, que a menudo se desencadena involuntariamente, seguido de cerca por la ira, el resentimiento y, por último, el miedo. Ni siquiera es necesaria la más mínima sombra de crítica para activarla. Esta sensibilidad se debe a sus sentimientos innatos de vergüenza por sus hábitos alimenticios y su talla, por lo que siempre están predispuestos o esperan críticas de los demás, especialmente cuando estos temas surgen en una conversación.

Un comentario aparentemente inofensivo como "Has perdido mucho peso" o "No comiste tanto hoy, eso es genial", que comenzó como una muestra de elogio, podría hacer que la persona que come en exceso se sienta cohibida y avergonzada. Algunos son demasiado sensibles a cualquiera que intente controlar sus hábitos o el tamaño de su cuerpo, lo que parece un poco extraño considerando su trabajo como parte de su sistema de apoyo. Incluso podrían ceder a la alimentación compulsiva como un acto de dolor y rebelión.

Como miembro de la familia o amigo que tiene la intención de ayudar, comience por tener una conversación amable y cautelosa con la persona. Explíquele que simplemente quiere hablar, nada más. Ahora exprese su voluntad de ayudar en este momento estresante y pregunte si hay algo en particular que le gustaría que hiciera o dijera para ayudarlos una vez que comiencen a perderse. Siéntase libre de sugerir algunas actividades que ambos pueden hacer juntos, como ejercicios de mindfulness, como un intento de calmarlos en los momentos en que se sientan abrumados por sus factores desencadenantes. También puede sugerirles un paseo por el parque o un juego divertido que esté seguro de que les gustará.

Los comedores compulsivos pueden tener características similares, pero debajo de los impulsos hay una persona completamente diferente. Intente llegar a la persona debajo de todos esos escombros. A veces, es reconfortante saber que alguien se preocupa genuinamente sin rastros de juicio o desprecio.

Conclusión

La alimentación compulsiva está en aumento y se está abriendo camino casi sin problemas en los principales medios de comunicación con la generación joven como su objetivo principal. Aprender formas de manejar y convertir la energía en un ejercicio productivo en lugar de atracones es una de las formas más efectivas de mejorar sus antojos compulsivos.

El camino hacia una vida libre del TPA pasa por desarrollar hábitos conscientes y una alimentación intuitiva. Ambos son enfoques razonablemente sencillos y sostenibles para los trastornos alimentarios y la vida en general. Como ávido promotor de la sencillez, la autoconciencia y una mejor escucha, debo afirmar que se requiere cierto nivel de práctica y autodisciplina para mantener este estilo de vida maravillosamente productivo.

La alimentación intuitiva le ayudará a redescubrir la conexión entre usted y su cuerpo. El mindfulness le enseñará a confiar en el proceso y en usted mismo, sin importar lo imposible o difícil que parezca.

Puedo garantizarle que después de un tiempo de constancia y práctica, no importará lo agotadores que parecieron estos ejercicios al principio. No recordará activamente lo aburrido, triste o solo que se sintió a veces, o con qué frecuencia se sintió confundido porque a menudo se sentirá profundamente sincronizado con un aspecto poderoso y primitivo de usted mismo. Sentirá un nivel intenso de conciencia de sus sentimientos, acciones y pensamientos, y solo eso le dará una ventaja que nunca tuvo antes de su recuperación del TPA y el progreso en la vida en general.

La conciencia de uno mismo es hermosa, pero misteriosa. Está mucho más allá de la comprensión de psicólogos y científicos. Es una parte primordial de nosotros de la que solo podemos desconectarnos, pero nunca perder. Somos una combinación de mente, alma y cuerpo, por lo que no hay mejor manera de lidiar con el problema de la alimentación compulsiva que abordarlo desde este punto de vista holístico.

Terminaré con esto: El viaje que está a punto de emprender no es fácil en ningún sentido. ¡Pero! Solo necesita comenzar y afrontar un día a la vez, una comida a la vez, un desafío a la vez. Pronto, todo se suma. Y se alegrará de haber dado ese salto.

Vea más libros escritos por
Daron McClain

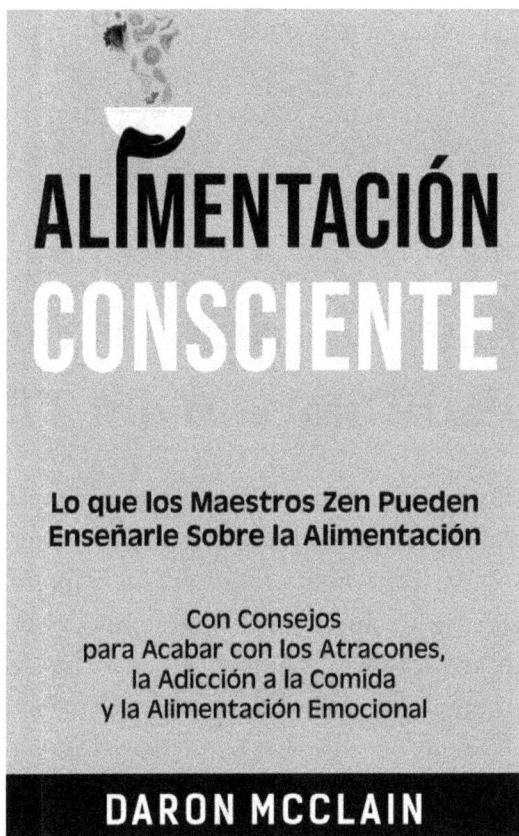

ALIMENTACIÓN
CONSCIENTE

Lo que los Maestros Zen Pueden
Enseñarle Sobre la Alimentación

Con Consejos
para Acabar con los Atracones,
la Adicción a la Comida
y la Alimentación Emocional

DARON MCCLAIN

Plan Nutricional de Rehabilitación del TPA

Un plan de alimentación para el trastorno por atracón le ayuda a rehabilitarse, mejora su relación con la comida y contiene todos los nutrientes necesarios para que su cuerpo funcione al máximo. Un dietista certificado debe diseñar cualquier plan de comidas para la recuperación de un trastorno alimentario. Esto se debe a que son ellos los que tienen el conocimiento profesional para personalizar un plan de dieta de acuerdo con su estado nutricional y estilo de vida actual.

Este plan de alimentación personalizado es, por tanto, único para cada individuo. Considera factores como el peso o el índice de masa corporal, las necesidades nutricionales individuales, los niveles de actividad física, las preferencias alimentarias y las condiciones de salud predominantes.

Para evitar la posibilidad de atracones o comida emocional, su plan de comidas de recuperación debe estar estructurado de tal manera que coma a intervalos semi-regulares. De esta manera, satisface su hambre física y no se ve obligado a comer para llenar el vacío causado por su estómago fantasma.

Si bien puede considerar restringir su consumo de calorías o sucumbir a tirar ciertas clases de grupos de alimentos a la basura, existe evidencia científica de que esta práctica es contraria a la intuición de su plan de recuperación del TPA. Los estudios han demostrado que los ratones alimentados con una dieta restringida en calorías tenían niveles elevados de corticosterona, la hormona del estrés. Esta dieta provocó cambios funcionales en la estructura de su cerebro mucho después de que los ratones volvieran a sus hábitos alimenticios originales. La investigación también demostró que los ratones con un período prolongado de ingesta restringida de calorías eran propensos a comer más debido al estrés. Estos hallazgos confirman que la restricción de calorías en su plan de alimentación de recuperación podría poner en riesgo todo su proyecto de rehabilitación.

El plan de rehabilitación del TPA incluye de cinco a seis comidas al día, que comprenden tres comidas principales y dos o tres tentempiés espaciados por períodos de 2,5 o 3 horas. Los menús de muestra incluyen diferentes grupos de alimentos como proteínas, verduras, lácteos o alternativas lácteas, carbohidratos y frutas frescas o congeladas. No soy ni mucho menos un dietista certificado, pero tengo algunas muestras de planes de comidas de recuperación del TPA, que un colega convertido en amigo ha adoptado con un alto nivel de comentarios positivos.

Su plan de alimentación base es algo como esto:

Desayuno: 2 porciones de granos + 1 porción de grasas + 1 porción de proteína y una porción de lácteos o alternativa láctea.

Media mañana: 1 porción de grasas + 1 porción de granos.

Almuerzo: 3 porciones de proteína + 1 porción de verduras + 2 porciones de granos y una porción de lácteos/alternativa de lácteos.

Merienda: 1 porción de proteína + 1 porción de fruta fresca.

Cena: 1 porción de grasas + 2 porciones de verduras + 2 porciones de cereales + 3 porciones de proteína.

Última colación al final del día: 1 porción de lácteos, verduras o chocolate negro.

Mi colega también anotó todos sus atracones habituales y los enumeró en orden de riesgo:

Atracones de bajo riesgo: Puré de patatas, galletas, frutas, verduras, pizza, ensalada, pollo frito o salmón.

Atracones de riesgo moderado: Patatas fritas, patatas de bolsa, dulces, helados, nuggets de pollo.

Alto riesgo: Hamburguesas, pastelitos con manteca de cacahuete, dulce de chocolate, bollos, lasaña, pastel, huevos Cadbury, galletas Oreo fritas.

Después de escribir todo esto, su plan de alimentación final se veía así:

Plan Nutricional TPA

Día 1

7:00

Dos rebanadas de pan de centeno, un plátano mediano, un huevo revuelto con espinacas.

10:00

Media taza de requesón con una cucharada de semillas de lino y un cuarto de cucharadita de canela y un puñado de arándanos y un vaso de leche de almendras o lácteos.

12:30

Pechuga de pollo a la plancha y media patata al horno.

15:00

Cuarto de taza de frutos secos revueltos o muesli (con frutos secos, nueces, avena y pasas).

18:00

Salmón a la plancha, media taza de brócoli o coliflor al vapor, una taza de pasta, una cucharada de mantequilla de animales alimentados con pasto y una taza de yogur.

21:00

Porción de galletas de trigo y dos cucharadas de mantequilla de almendras.

Día 2

7:00

Una porción de cereales, una manzana mediana y una salchicha de pavo.

9:30

Un pimiento rojo gigante con guacamole.

11:00

Media taza de judías o quinoa mezclada con una ensalada verde con aderezo bajo en grasa y una taza de leche de soja.

14:30

Palitos de apio con chips de col rizada y media taza de queso crema.

17:00

Una hamburguesa vegetariana (que contenga al menos 15 gramos de proteína) en un pan integral, una rebanada de queso, media taza de kiwis en cuartos y uvas rojas y una porción de yogur griego.

20:00 – 21:00

Chocolate negro con frutos secos o rodajas de pepino con media taza de hummus.

Puntos a Tener en Cuenta para los Niños en Rehabilitación

Los padres deben planificar las comidas de la familia todas las semanas. Hágalo divertido e incluya al niño en la planificación y la compra de alimentos.

Debe tener al menos tres opciones de desayuno que pueda alternar. Compre suficientes ingredientes para las meriendas y colaciones de su hijo.

Recuerde que los planes de alimentación no tienen por qué ser rígidos. Haga concesiones para ocasiones especiales y eventos espontáneos.